心血管疾病鉴别诊断与治疗

编著　孟凡刚　亓民成　李　超　李　峰
范学普　李志焕　朱耿增　刘姗姗

吉林科学技术出版社

图书在版编目（CIP）数据

心血管疾病鉴别诊断与治疗 / 孟凡刚等编著. 一长春：吉林科学技术出版社，2023.3
ISBN 978-7-5744-0259-1

Ⅰ.①心… Ⅱ.①孟… Ⅲ.①心脏血管疾病一诊疗 Ⅳ.①R54

中国国家版本馆CIP数据核字（2023）第063859号

心血管疾病鉴别诊断与治疗

编　　著　孟凡刚等
出 版 人　宛　霞
责任编辑　史明忠
封面设计　济南睿诚文化发展有限公司
制　　版　济南睿诚文化发展有限公司
幅面尺寸　170mm×240mm
开　　本　16
字　　数　205 千字
印　　张　11.875
印　　数　1-1500 册
版　　次　2023年3月第1版
印　　次　2024年1月第1次印刷

出　　版　吉林科学技术出版社
发　　行　吉林科学技术出版社
地　　址　长春市南关区福祉大路5788号出版大厦A座
邮　　编　130118
发行部电话/传真　0431-81629529　81629530　81629531
81629532　81629533　81629534
储运部电话　0431-86059116
编辑部电话　0431-81629510
印　　刷　廊坊市印艺阁数字科技有限公司

书　　号　ISBN 978-7-5744-0259-1
定　　价　135.00 元

编委会

主　编

孟凡刚（山东淄博世博高新医院）

亓民成（巨野县人民医院）

李　超（山东中医药大学）

李　峰（菏泽曹州医院）

范学普（寿光市中医医院）

李志焕（济宁市第二人民医院）

朱耿增（山东省第一医科大学第三附属医院）

刘姗姗（河北省第八人民医院）

副主编

李明庆（泰安市中心医院分院）

王　勇（山东省军区济南第一退休干部休养所）

史志明（临汾市中心医院）

姜　涛（青岛阜外心血管病医院）

韦　伟（安徽省宿州市第一人民医院）

黄世亮（湖北省兴山县人民医院）

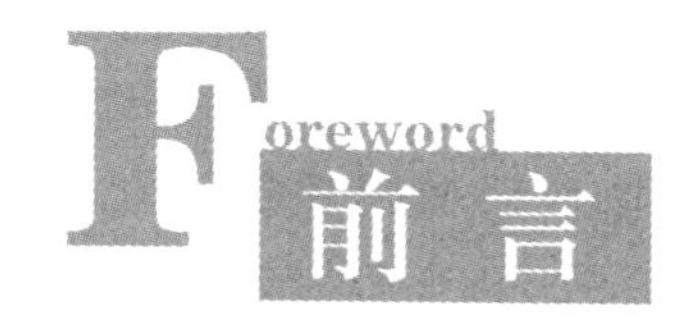

由于社会环境、自然环境和不健康的生活方式等因素，心血管疾病已成为危害人类健康和导致死亡的主要原因。为了降低心血管疾病的患病率，成千上万的医学工作者致力于心血管病的研究，从基础到临床，从诊断到防治，心血管病已成为医学科学中的热门课题。与此同时，自然科学、社会科学和工程技术科学中的许多新理论、新概念和新方法已经广泛渗透、应用到了医学领域，使医学从微观的基础上不断向宏观拓展，这些研究也促进了心血管疾病领域的发展。由此可见，学习和应用好心血管疾病诊疗的知识对保障人类健康具有重大的现实意义，所以，我们邀请国内著名心血管专家，精心编写了《心血管疾病鉴别诊断与治疗》一书。

本书遵循循证医学的理念，强调科学性、先进性和实用性的统一，注重培养医师们正确的临床思维。首先简要叙述了心血管形态学基础，帮助读者更好地理解下文对临床实际问题的剖析；其次，将临床心血管领域的新技术巧妙地渗透到对心脏瓣膜病、冠状动脉粥样硬化性心脏病等各类常见心血管疾病的诊疗方案阐述上，体现了理论与实际相结合的特点，且指出了治疗过程中需要注意的关键点。近年来，介入治疗以其创伤小、简便、安全、有效、并发症少、明显缩短住院时间等优点深受广大心血管疾病患者的喜爱，最后对常见心血管疾病的介入治疗进行了拓展讲解。全书内容丰富，易学易懂，可供各级医院心血管专业的医师参考阅读。

鉴于编者编写水平有限，加之时间仓促，本书的不足乃至错误之处在所难免，诚请广大读者不吝赐教，以便修正。

《心血管疾病鉴别诊断与治疗》编委会

2022 年 12 月

Contents
目录

第一章 心血管形态学基础

第一节 心 脏

心脏是一个中空的肌性器官，周围裹以心包，位于胸腔中纵隔，长轴由右上斜向左下，与身体正中线呈45°，心的位置可因体形和体位的不同有所改变，大小与本人拳头相近，我国正常成年男性心脏的重量为255～345 g。

一、心脏的位置和外形

（一）心脏的位置

心脏大约有2/3在身体正中矢状面的左侧，1/3在右侧。心脏的前方对向胸骨体和第2～6肋软骨，大部分被肺和胸膜遮盖，只有一小部分与胸骨体下部左半及左侧第4、第5肋软骨接触，在心包前形成了一个没有胸膜被覆的裸区。

心脏的后方平对第5～8胸椎，有食管和胸主动脉等相邻，临床常利用食管造影观察左心房的变化，如果左心房扩大，食管就会向后移位。上方连接出入心脏的大血管，并被大血管根部和心包返折缘所固定，而心室部分则较松动。心脏的下方是膈，膈上升可使心脏位置上移。心脏的两侧隔胸膜腔与肺相邻。

（二）心脏的外形

心脏似前后略扁倒置的圆锥体，心脏的外形可分为“一尖、一底、两面、三缘、四沟”。

1.一尖

心尖圆钝、游离，朝向左前下方，由左心室构成。体表位置在左侧第5肋间隙、左锁骨中线内侧1～2 cm处，活体在此处可摸到心尖的搏动。

2.一底

心底近似四方形，朝向右后上方，主要由左心房和小部分右心房构成。右心房上、下分别有上、下腔静脉注入；左心房两侧有左、右两对肺静脉注入。心底后面隔心包后壁与食管、迷走神经和胸主动脉等相邻。自心底中央到心尖为心的长轴，此轴与正中矢状面呈45°。

3.两面

(1)胸肋面又称前面或前壁，朝向前上方。大部分由右心房和右心室构成，小部分为左心耳和左心室构成。该面大部分隔心包被肺和胸膜遮盖，只有前下部一小三角形区未被遮盖，直接与胸骨体下半和左侧第4～5肋软骨邻近。胸肋面上部可见起自右心室的肺动脉干行向左上；起自左心室的升主动脉在肺动脉干后方行向右上方。

(2)膈面又称下面或下壁，几乎呈水平位，贴于膈上，由左、右心室构成。

4.三缘

(1)右缘近似垂直，由右心房构成。

(2)左缘圆钝，大部分为左心室，小部分为左心耳。

(3)下缘近似水平位，较锐，由右心室和心尖构成。

5.四沟

心脏的表面有4条沟可作为4个心腔的表面分界。

(1)冠状沟：近心底处，有一几乎呈环形的冠状沟，又称房室沟，是心房与心室在心表面的分界标志。

(2)前室间沟和后室间沟：在胸肋面和膈面上，各有一条自冠状沟向下至心尖右侧的纵沟，分别称前室间沟和后室间沟，是左、右心室在心表面的分界标志。前、后室间沟在心尖右侧会合处稍凹陷称心尖切迹。上述3条浅沟中均有心脏的血管行经及脂肪组织填充。

(3)后房间沟：在心底，右心房与右肺上、下静脉交界处的浅沟称后房间沟。房间沟、后室间沟和冠状沟的交叉处称房室交点，是解剖和临床上常用的一个标志。

(三)心脏的X线解剖

临床上常常通过X线检查(包括平片、透视、造影)观察心的形态、大小、位置和搏动情况，用以疾病的辅助诊断。X线观察到的心脏影像是心脏的平面投影，可根据心影的边缘特征，来分辨各房室、大血管及其变化的情况。一般采用后前位、右前斜位和左前斜位3种体位。心脏的后前位X线图(图1-1)中可见心脏位于胸腔中部偏左侧，1/3 位于中线右侧，心右缘分为上下两部，上部为上腔静脉和升主动脉复合影。下部由右心房构成弧度稍大的弧形影。右缘与膈肌相交形成心膈角。心左缘分为三部弧形阴影，上部为主动脉弓，呈圆形突出，相当于主动脉弓与胸主动脉相接处；中部为肺动脉部，相当于肺动脉干；下部最明显的突出，为左心耳和左心室的复合影。心左缘的中部和下部之间有一凹陷，称为心腰。正常人的左心膈角为锐角。

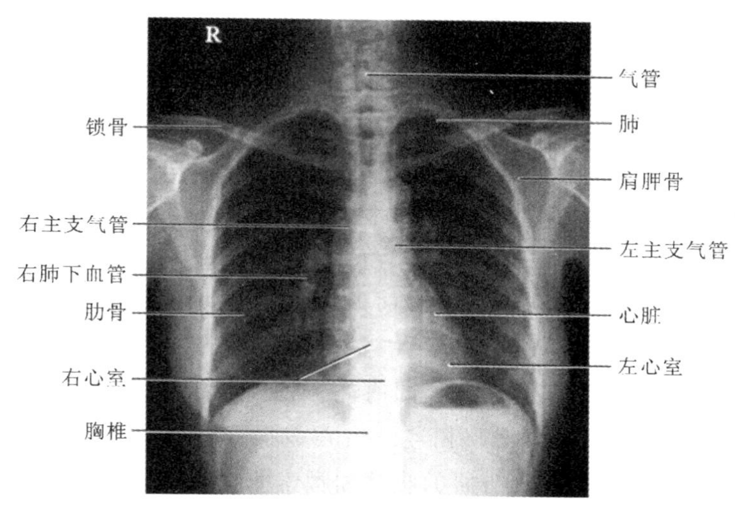

图 1-1　心脏的后前位 X 线(R:右侧)

二、心脏的各腔

心脏有左心房、左心室和右心房、右心室 4 个腔。左、右心房间的房间隔和左、右心室间的室间隔将心腔分为互不相通的左、右两半。每侧心房和心室间借房室口相通。心脏在发育过程中沿其长轴轻度向左旋转，故右半心大部位于右前方，左半心大部位于左后方。

(一)右心房

右心房构成心脏的右上部，是心腔中最靠右侧的部分，壁薄腔大，其前上部向左凸出呈三角形盲囊，称右心耳。右心房前部的内面有许多平行的肌隆起，称梳状肌。梳状肌延伸至右心耳内面，肌束交错呈网状，当心功能发生障碍时血流易在此处淤积形成血凝块，血块脱落成栓子可引起血栓。右心房后部的内壁光滑，其上、下分别有上腔静脉口和下腔静脉口；在下腔静脉口的左前方有右心房室口；在下腔静脉口与右心房室口之间有冠状窦口。上、下腔静脉口和冠状窦口是右心房的入口，分别引导人体上半身、下半身和心脏本身的静脉血回流入右心房。右心房室口是右心房的出口，下通右心室。

右心房的后内侧壁为房间隔，在房间隔右侧面中下部有一浅窝称卵圆窝，是胎儿时期卵圆孔闭合后的遗迹。房缺多发生于此处。

（二）右心室

右心室位于右心房的左前下方，直接位于胸骨体下半和左侧第 4～5 肋软骨的后方，在胸骨左缘第4肋间隙做心内注射多注入右心室。右心室的入口即右心房室口，出口为肺动脉口，两口之间有一肌性隆起，称室上嵴。该嵴可将右心室腔分为流入道和流出道两部分。

右心室流入道是右心室的主要部分，自右心房室口至心尖，内面有许多纵横交错的肌束隆起形成肉柱，因此腔面凹凸不平。流入道的入口即右心房室口，口周缘有致密结缔组织构成的纤维环为三尖瓣环，环上附有 3 个三角形的瓣膜，称三尖瓣，即右心房室瓣，按其位置分为前尖、后尖和隔侧尖。各尖瓣的游离缘和室面间借数条结缔组织索-腱索连于乳头肌。乳头肌是从心室壁突入室腔的锥状肌隆起。右心室内有 3 群乳头肌，即前乳头肌、后乳头肌和隔侧乳头肌。每群乳头肌借腱索与相邻的两个瓣膜相连。当心室收缩时，由于血液的推动使三尖瓣对合而关闭房室口，由于乳头肌的收缩和腱索的牵拉，使三尖瓣不致翻向右心房，以防止右心室的血液反流回右心房。三尖瓣环、三尖瓣、腱索和乳头肌在结构和功能上是一整体，称三尖瓣复合体，它们共同保证血液的单向流动，其中任何一部分损伤都会导致血流动力学改变。右心室前乳头肌根部至室间隔下部有一条横行肌束，称隔缘肉柱（节制索），有防止心室过度扩张的功能，其内有心传导系统房室束的右束支通过。

右心室流出道位于右心室的左上部，室壁内面光滑无肉柱，形如倒置的漏斗，称动脉圆锥。动脉圆锥的上端借肺动脉口通肺动脉干，是流出道的出口。肺动脉口周缘的纤维环为肺动脉瓣环，环上附有 3 个半月形的瓣膜，称肺动脉瓣，形似开口向上的口袋，瓣膜游离缘中点的增厚部分称半月瓣小结。当心室收缩时，血流冲开瓣膜流入肺动脉；当心室舒张时，肺动脉瓣被倒流的血液推动而关闭，阻止肺动脉的血液反流回右心室。

（三）左心房

左心房位于右心房的左后方，是 4 个心腔中最靠后的一个，后方与食管相邻，左心房扩大时可压迫食管。左心房向左前方凸出的部分称左心耳，其腔面也

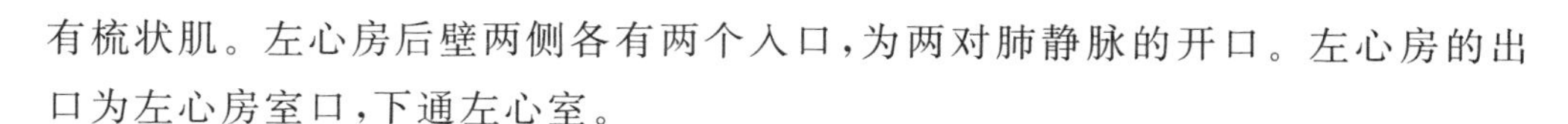

有梳状肌。左心房后壁两侧各有两个入口,为两对肺静脉的开口。左心房的出口为左心房室口,下通左心室。

(四)左心室

左心室位于右心室的左后下方。左心室壁厚9～12 mm,是右心室壁厚度的3倍。左心室的入口即左心房室口,出口为主动脉口。左心室也分为流入道和流出道两部分,两者以二尖瓣前尖为界。

左心室流入道的入口即左心房室口,口周缘有致密结缔组织构成的纤维环为二尖瓣环,环上附有二尖瓣,按其位置分为前尖和后尖,前尖较大,呈半卵圆形,后尖较小略似长条形。各尖瓣的游离缘和室面间也借腱索连于乳头肌。左心室有前、后两组乳头肌,所发腱索也连于相邻的两个瓣膜上。二尖瓣环、二尖瓣、腱索和乳头肌在结构和功能上是一整体,统称二尖瓣复合体,其功能是心室收缩时防止血液反流。流入道室壁内面也有肉柱。

左心室流出道是左心室的前内侧部分,室壁光滑无肉柱,称主动脉前庭。其出口为主动脉口。主动脉口周缘的纤维环为主动脉瓣环,环上也附有3个半月形瓣膜,称主动脉瓣,瓣膜游离缘中点也有增厚的半月瓣小结。每片瓣膜与主动脉壁之间的腔称主动脉窦,与瓣膜的位置相应分为左、右、后3个窦。其中左、右窦的动脉壁上分别有左、右冠状动脉的开口。当左心室收缩时,二尖瓣关闭,主动脉瓣开放,血液流入主动脉。当左心室舒张时,主动脉瓣关闭,阻止血液反流至左心室。同时二尖瓣开放,左心房的血液流入左心室。左右侧房室的收缩与舒张是同步的,两个动脉瓣与两侧房室瓣的开放与关闭也是同时进行的。

(五)心脏的断面解剖

心脏的断面解剖为临床影像诊断的需要,结合二维超声心动图、计算机断层扫描(computed tomography,CT)和磁共振成像(magnetic resonance imaging,MRI),介绍两种典型的4腔心脏的断面解剖。

1.经心尖卵圆窝的4腔心脏冠状断面

可见左心房、右心房、房间隔及其右侧面的卵圆窝。左、右心室流入道可见二尖瓣前、后瓣和三尖瓣的后瓣和隔侧瓣,以及与它们相连的腱索和乳头肌。在4个心腔的连接处可见心的十字点。房间隔与室间隔交界处内有中心纤维体和其右侧的房室结,中心纤维体的左侧是它与二尖瓣起始部围成的左心室流出道后隐窝,属于左心室流出道的一部分。二尖瓣前瓣附着缘高于三尖瓣附着缘,即位于左心室与右心房之间的房、室间隔。房间隔与室间隔不在一条线上,房间隔略偏左侧。心内膜垫严重发育停滞时，心脏十字点处将是一个大的缺损，使4个心腔相通。

2.结合二维超声心动图的心脏断面

患者左侧卧位，探头放在心尖冲动处，使超声束自心尖指向后上方，经卵圆窝的中部至心底，显示4腔心脏的断面。超声心动图可见成人心室收缩时房间隔凸向右侧。胎儿因卵圆孔尚未闭锁，随着心脏的舒缩可看到卵圆孔瓣的摆动，舒张时卵圆孔开放，血液从右心房流入左心房。可以看到左、右心房室瓣的活动情况。

3.经第7胸椎体的4腔心脏横断面

平对第7胸椎体的4腔心脏横断面经剑胸连结线上6.0 cm，心脏的面积为54.5 cm^2时，心脏纵轴向左前倾斜约45°。心脏断面可见左、右心房、房间隔、左心室、右心室、左心房室口、右心房室口及房室瓣和室间隔。可见左、右下肺静脉注入左心房。左心房室沟内可见心大静脉和左冠状动脉旋支。心脏周围有心包腔。食管后方仍有奇静脉(偏右)和胸主动脉(偏左)。右肺中叶变大，上叶变小。

三、心脏的构造

(一)心纤维性支架

心纤维性支架又称心纤维骨骼，位于左、右心房室口和主、肺动脉口周围，由致密结缔组织构成，是心肌和心瓣膜的附着处。心纤维性支架主要包括左、右纤维三角、4个瓣膜环(肺动脉瓣环、主动脉瓣环、二尖瓣环和三尖瓣环)和室间隔膜部等。

右纤维三角向后发出一圆形纤维束，即Todaro腱，其向上延续于房间隔，经右心房卵圆窝与冠状窦口之间的心内膜下，直伸至下腔静脉瓣。该腱与冠状窦口前内侧缘、三尖瓣的隔侧尖(瓣)附着线围成的三角区，称Koch三角，此三角前部心内膜下有房室结，是心内直视手术时定位的重要标志。中心纤维体内有房室束通过，当结缔组织变性硬化时，可压迫房室束，造成房室传导阻滞。

(二)心间隔

房间隔与室间隔的位置与人体正中矢状面约呈45°。

1.房间隔

房间隔位于左、右心房之间，由两层心内膜中夹肌纤维和结缔组织构成。房间隔右侧面中下部有卵圆窝，是房间隔最薄弱处。

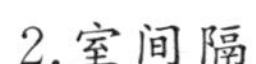

2.室间隔

室间隔位于左、右心室之间，其前、后缘对应前、后室间沟，分为肌部和膜部。肌部占室间隔的大部分，主要由心肌纤维及两侧的心内膜构成，厚 1～2 cm。膜部是室间隔上缘较小的区域，即心房与心室的交界部位，为胚胎时期室间孔闭合而成，由致密结缔组织和两侧的心内膜构成。膜部上方为主动脉右瓣和后瓣下缘，下方是室间隔肌性部的上缘。膜部右侧面被三叶瓣的隔侧瓣附着，故其上方介于右心房与左心室之间，称房室间部；下方位于左、右心室之间，称室间部。膜部的后下缘有房室束通过，下缘与肌部之间为房室束的分叉部。

(三)心壁的组织学结构

心脏是一个中空的肌性器官，心壁很厚，主要由心肌构成。

1.心壁的结构

心壁从内向外依次由心内膜、心肌膜和心外膜 3 层组成。

(1)心内膜：心内膜由内皮、内皮下层和心内膜下层构成，覆盖在心腔的内面并参与形成瓣膜和腱索。心内膜厚度在不同部位差别很大(20～500 μm)，一般心房的心内膜比心室的厚，左半心的心内膜比右半心的厚。内皮薄而光滑，被覆于各心腔的内面，与大血管的内皮相似并相连续。内皮下为内皮下层，由细密结缔组织组成，主要含成纤维细胞、胶原纤维和弹性纤维，也有少量平滑肌束分布，尤以室间隔处为多。内皮下层与心肌膜之间为心内膜下层，由疏松结缔组织组成，含有小血管和神经，在心室的心内膜下分布有心脏传导系统的分支，即浦肯野纤维。在乳头肌和腱索处没有心内膜下层。

(2)心肌膜：心肌膜为心的主体，主要由心肌细胞构成(心肌细胞呈长纤维形，故又称心肌纤维)，是心壁中最厚的一层。

心肌纤维的光镜结构：心肌纤维呈不规则的短圆柱状，有分支并互相连接成网。心肌纤维之间的连接处称闰盘，在苏木精-伊红染色(HE 染色)标本中，闰盘呈深色的阶梯状粗线。纵切面上可见明暗相间的横纹，故属横纹肌。心肌纤维的细胞核呈卵圆形，位于心肌纤维中央，多为单核，少数为双核；肌浆(心肌纤维的细胞质称肌浆)丰富，其中线粒体特别多，核周围的肌浆内可见脂褐素，随年龄增长而增多。心肌纤维外方有基膜和网状纤维包裹，心肌纤维分层或集合成束，层间或肌束间有较多的结缔组织、丰富的毛细血管、淋巴管和神经，结缔组织中含有较多的成纤维细胞，在心肌损伤局部修复时，成纤维细胞数量明显增加，心肌纤维的再生能力是极低的。

心肌纤维的超微结构：心肌纤维的超微结构有其自身的特点。①粗肌丝和细肌丝:心肌纤维内不形成明显的肌原纤维,而是由粗肌丝和细肌丝形成大小不等、界限不太明显的肌丝束(但肌原纤维这一名称仍然沿用)。粗肌丝主要由肌球蛋白构成,细肌丝由肌动蛋白、原肌球蛋白和肌钙蛋白3种蛋白构成,其中肌动蛋白是结构蛋白,原肌球蛋白和肌钙蛋白是调节蛋白。肌钙蛋白由肌钙蛋白T(troponin-T,TnT)、肌钙蛋白I(troponin-I,TnI)及肌钙蛋白C(troponin-C,TnC)3种亚单位组成,通过Ca^{2+}与TnC相结合引起肌丝的滑行。②肌节:肌丝束由明带、暗带相间排列,明带又称I带,中央有一条深色的线,称Z线,细肌丝固定在Z线上。暗带又称A带中央有一条浅色窄带称H带,H带中央有一条深染的线,称M线,粗肌丝由M线固定。相邻两条Z线之间的一段肌原纤维称肌节,每个肌节由1/2 I带+A带+1/2 I带构成,肌节是心肌纤维结构和功能的基本单位,心肌收缩与舒张的实质是肌节的缩短与伸长。③横小管:肌膜(心肌纤维的细胞膜称肌膜)以垂直于肌纤维长轴方向陷入细胞内而形成的管状结构,口径较粗,位于肌节的Z线水平,利于兴奋的传导。④肌浆网:是心肌纤维内特化的滑面内质网,利于Ca^{2+}的贮存和释放。肌浆网包绕在肌原纤维周围,大部分走行方向与心肌纤维的长轴一致,故又称纵小管,其末端略膨大,形成与横小管平行并紧密相贴的盲管,称为终池,终池少而小,其一侧常与横小管形成二联体。⑤闰盘:横向部分位于肌节的Z线水平,在接触的横位部分有中间连接和桥粒,起牢固的连接作用;纵位部分为缝隙连接,利于心肌纤维间化学信息的交换和电冲动的传导,使整个心肌舒缩同步化,成为功能上的统一体。

但是,心房和心室的肌纤维也有各自的一些特点。心房的心肌膜较薄,心房肌纤维比心室肌纤维细而短,直径6~8 μm,长20~30 μm。心室的心肌膜很厚,尤以左心室的心肌膜最厚,心室的肌纤维较粗较长,直径10~15 μm,长约100 μm。心室的肌纤维有分支,而心房的则无分支。电镜下,心房肌纤维中横小管很少,但在肌细胞间有大量的缝隙连接,这可能与它具有较快的传导速率和较高的内在节律性有关。在部分心房肌纤维的肌浆内,可见在核周及高尔基复合体附近分布着一种有膜包裹的、有致密核心的分泌颗粒,直径0.3~0.4 μm,称心房特殊颗粒。颗粒内含心房钠尿肽(atrial natriuretic peptide,ANP),为一种肽类物质,简称心房肽或心钠素,具有很强的利尿、排钠作用。

心肌纤维呈螺旋状排列,心房肌和心室肌分别附着在纤维支架的上方和下方,两部分并不相连。心房肌可分为2层:浅层为2个心房的共同环绕纤维;深层则分别包绕左心房和右心房,纤维有的呈环状,有的呈襻状,环状纤维环绕静脉口和心耳,襻状纤维起止于房室口纤维环。心室肌分为浅层、中层和深层。浅层起自各个纤维环，斜行至心尖处，作旋涡状转入成为深层；在浅、深层肌之间是中层，肌纤维环行，亦起自纤维环，分别环绕左、右心室；深层的一部分纤维分别环绕左、右心室，一部分纵行至纤维环、室间隔和乳头肌。浅深层纤维不同方向的走行有助于增强室壁承受压力的能力。

心外膜即心包膜的脏层，其结构为浆膜，它的表面被覆一层间皮，间皮下面是薄层结缔组织，内含血管、弹性纤维和神经纤维，并常有脂肪组织。尤其是在冠状血管周围和心房心室交界附近，脂肪组织颇多。在动、静脉通连心脏处，结缔组织与血管的外膜相连。心包膜的壁层由结缔组织组成，其中含弹性纤维、胶原纤维和成纤维细胞等。衬贴于心包内面的是浆膜，与心外膜相连续。壁层与脏层之间为心包腔，腔内有少量液体，使壁层与脏层湿润光滑，利于心脏搏动。患心包炎等疾病时，二者粘连在一起可使心包腔阻塞，以致心脏活动受到相当的限制和阻碍。

2.心瓣膜

在心脏的房室口和动脉口处，有由心内膜向腔内折叠而成的薄片状结构。包括二尖瓣、三尖瓣、主动脉瓣和肺动脉瓣，统称为心瓣膜。瓣膜表面为内皮，中心为致密结缔组织。瓣膜近基部的结缔组织与纤维环相连，起加固作用；瓣的游离缘由腱索与乳头肌相连，以防止心室收缩压力升高时瓣膜翻转。主动脉瓣和肺动脉瓣在向动脉的一面，内有胶原纤维和弹性纤维起加强作用，以承受瓣膜关闭时反流的血液压力。二尖瓣和三尖瓣内可见小血管，但瓣膜的游离缘无血管，主动脉瓣和肺动脉瓣正常时无血管。

心瓣膜的功能是防止血液反流。患风湿性心脏病等疾病时，其内胶原纤维增生，使瓣膜变硬、变短或变形，甚至发生粘连，以致瓣膜不能正常地关闭和开放。

四、心脏传导系统

心脏传导系统由特殊的心肌纤维构成，其功能是产生并传导冲动，维持心脏的正常节律性搏动。心脏传导系统包括窦房结、结间束、房室结、房室束及其分出的左、右束支和浦肯野纤维网等。

（一）窦房结

窦房结位于右心房界沟上端的心外膜深面，呈扁椭圆形（长 15 mm、宽 5 mm、厚 1.5 mm），其中央有窦房结动脉通过，在动脉的周围有许多能产生兴奋的起搏细胞，简称 P 细胞。正常心脏的兴奋由窦房结产生。

(二)结间束

窦房结产生的兴奋由结间束传导至房室结,结间束分为3束下行。

1.前结间束

从窦房结的前缘发出,经上腔静脉口前方,分为两束:一束称上房间束,进入左心房;另一束由房间隔前部下行至房室结。

2.中结间束

从窦房结的后缘发出,由上腔静脉口后方至房间隔后部,再往前下绕经卵圆窝前缘至房室结。

3.后结间束

从窦房结的后缘发出,沿界嵴下行,再经下腔静脉瓣至冠状窦口上方,终于房室结。

关于结间束的存在与构造,目前尚有不同见解,有人认为在心房壁内存在由特殊心肌细胞构成的结间束,也有人认为一般心房肌纤维就有传导作用。

(三)房室结

房室结位于房间隔下部,冠状窦口上方的心内膜下。略呈扁椭圆形(长约6 mm、宽3 mm、厚1.5 mm)。房室结内主要细胞成分为过渡细胞和起搏细胞,纤维交织成迷路状,兴奋通过时速度减慢。

(四)房室束

房室束又称希氏(His)束,起自房室结前端,前行穿入右纤维三角,此部称为房室束穿通部;穿过右纤维三角后抵达室间隔膜部后缘,在膜部下方向前至室间隔肌性部的上缘,然后分为左、右束支。从室间隔后缘至其分支前的房室束段,称为非穿通部。房室束及其分支由浦肯野纤维构成,长度为15～20 mm。

1.右束支

右束支为一圆束,从室间隔下缘沿室间隔的右心室面向前下走行,大部分纤维由室间隔经隔缘肉柱至右心室的前乳头肌根部,分支连于心内膜下浦肯野纤维网。

2.左束支

左束支为一扁束,在室间隔的左心室面呈瀑布状向前后散开。因此,大致将散开分支分成3组:左前上支、左后下支和室间隔支。3组分支分别下行到达前乳头肌、后乳头肌和室间隔,再分支连于心内膜下浦肯野纤维网。

(五)浦肯野纤维网

左、右束支的分支在心内膜下交织成心内膜下网,即浦肯野纤维网,该网深入心室肌形成心肌内浦肯野纤维网。由窦房结发出的节律性冲动,最终通过浦肯野纤维,由心内膜传向心外膜。分别兴奋心房肌和心室肌,从而引起心的节律性搏动。

(六)变异的副传导束

在心房与心室之间,除由正常的冲动传导途径联系外,少数人还有副传导束存在,使心室肌可以提前接受冲动而收缩,常有阵发性心动过速,且出现不正常心电图,称预激综合征。副传导束有以下几种。

1.Kent 束

Kent 束又称房室副束,是从心房直接连至心室的肌束,多位于右心房室(纤维)环外侧缘的心内膜下,少数位于室间隔或左心房室环处。有的位置表浅,位于心外膜下的脂肪组织内。Kent 束有 1 条或多条,左、右可同时出现 Kent 束。

2.James 旁路束

主要来自后结间束,也有前、中结间束一部分纤维参加,这些纤维绕过房室结主体,止于房室结远端或房室束。

3.Mahaim 纤维

从房室结、房室束或左、右束支发出纤维,直接连至室间隔心肌,包括结室副束(由房室结直接发出纤维至室间隔心肌)和束室副束(由房室束或束支直接发出纤维连于室间隔心肌)。

(七)心脏传导系统的组织学结构

组成心脏传导系统的特化心肌纤维聚集成结或成束,并有丰富的毛细血管。其形态结构与一般心肌纤维有很大差别,生理特性也有别于心房肌和心室肌。组成这个系统的细胞含肌原纤维很少,故收缩功能已基本丧失。但其中大部分细胞具有自动产生节律兴奋的能力,所以称为自律细胞。组成心脏传导系统的细胞有以下 3 种。

1.起搏细胞

起搏细胞简称 P 细胞,又称结细胞,位于窦房结和房室结中,以窦房结中最多。细胞较小,呈梭形或多边形,包埋在一团比较致密的结缔组织中。胞质呈空泡状,细胞器较少,有少量肌原纤维和吞饮小泡,但含糖原较多。生理学的研究证明,P 细胞是起搏冲动形成的部位,是心肌兴奋的起搏点。一般认为,P 细胞的形态与原始心肌细胞相似，出生后一定时期内仍有分裂增殖能力，可继续分化发育为心肌细胞。

2.移行细胞

移行细胞又称 T 细胞，主要存在于窦房结和房室结的周边及房室束内，是 P 细胞与心肌细胞间的连接细胞，P 细胞彼此相连，或与移行细胞相连，而移行细胞又彼此相连并与心肌细胞相连。此种细胞结构介于 P 细胞和普通心肌纤维之间，细胞呈细长形，较心肌纤维细而短，但比 P 细胞大。胞质内含肌原纤维较多，常成束纵向平行排列。移行细胞具有传导冲动的作用。位于窦房结的细胞，有的与心房肌纤维相连，可将冲动传到心房，但窦房结的冲动如何传到房室结，尚不清楚。

3.浦肯野纤维

浦肯野纤维也称束细胞，组成房室束及其分支，主要位于心室的心内膜下层。这种细胞形状常不规则，比心肌纤维短而宽，细胞中央有 1～2 个核，胞质较多，含有丰富的线粒体和糖原，肌原纤维较少且细，分布在细胞的边缘。细胞间有发达的闰盘相连。房室束分支末端的细胞与心室肌纤维相连，将冲动快速传递到心室各处，引起心室肌兴奋，产生同步收缩。

五、心脏的血管和神经

（一）心脏的血管

心脏的血液供应来自升主动脉发出的左、右冠状动脉，心脏的静脉血绝大部分经冠状窦回流入右心房，心脏本身的血液循环称为冠状循环。

1.心脏的动脉

供应心脏的动脉是左、右冠状动脉，约半数人还有一支细小的副冠状动脉，起自主动脉右窦，供应动脉圆锥。左、右冠状动脉存在许多吻合，但吻合支细小，因此，当一主支发生急性梗死时，侧支循环不能形成，导致心肌缺血坏死。

(1)左冠状动脉：左冠状动脉起自主动脉左窦（左后窦），由左心耳与肺动脉干之间入冠状沟，然后分为前室间支和旋支，有时尚发出第三支血管，即中间支。

前室间支：又称左前降支，可看作主干的延续，起始处外径平均约 4 mm。它沿前室间沟下行至心尖切迹，多数绕至后面在后室间沟上行至下 1/3 处。有的前室间支自右侧或左侧发出伴行的副前室间支。前室间支主要分布于左心室的前壁、心尖、前乳头肌、右心室前壁的小部分、室间隔的前 2/3 和部分心脏传导系统。①对角支：起于左冠状动脉主干分叉处，行经较直，向左下斜行，分布于左心室前壁，大者可至前乳头肌，出现率43%，口径为0.10～0.35 cm。②左心室前支：是前室间支向左心室前壁、左心室前乳头肌和心尖部发出的分支，行向左下，为3～5支，以近侧1～3支较粗大。③左圆锥支：自前室间支在肺动脉口处发出，较细小，行向右至动脉圆锥的上部，可与右圆锥支吻合，形成Vieussen环。④右心室前支：较细小，一般为3～4支，向右分布至右心室前壁附近的室间沟处。⑤室间隔前支：起自前室间支的深面进入室间隔，分布于室间隔的前2/3。有12～17支，第2～4支较粗大。

旋支：又称左旋支或左回旋支，沿冠状沟绕至左心室后面。沿途发出分支分布于左心房、左心室部分前壁、左心室侧壁、左心室后壁的一部或大部等。①左心室前支：较细小，主要分布于左心室前壁的上部。②左缘支：较恒定粗大，斜行至心左缘，分布于心左缘及邻近的左心室壁。③左心室后支：多为1支，主要分布于左心室后壁的外侧部，有时可至左心室后乳头肌。④窦房结支：约40%起于旋支的起始部，经左心耳内侧沿左心房前壁至上腔静脉口，分布于窦房结。⑤左心房支：是自旋支上缘发出的一些细小分支，可分为左心房前支、左心房中间支和左心房后支，分布于左心房。

(2)右冠状动脉：右冠状动脉起自主动脉右窦(前窦)，由右心耳与肺动脉干之间进入冠状沟，绕至心脏的后面房室交点处分为2个终支，即后室间支和右旋支或左心室后支。右冠状动脉主要分布于右心房、右心室前壁大部、右心室侧壁、右心室后壁及左心室后壁的一部分、室间隔后1/3、窦房结和房室结等。①后室间支：又称后降支，94%的后室间支起自右冠状动脉，沿后室间沟走行，除分支分布于后室间沟两侧的左、右心室心壁外，还发出7～12条室间隔后支进入室间隔，分布于室间隔后1/3。②右旋支：是右冠状动脉的另一终支，在冠状沟内左行越过房室交点，到达房室交点与心左缘之间，可借细小支与旋支吻合。③左心室后支：常是右旋支的延续，行向下分布于左心室后壁的右侧部。④窦房结支：约60%起自右冠状动脉，沿右心房内侧至上腔静脉口，分布于窦房结。⑤房室结支：约90%起自右冠状动脉，在房室交点处，分布于房室结；因此，当急性心肌梗死伴有房室传导阻滞时，首先考虑右冠状动脉闭塞。⑥右心室前支：较粗大，为2～3支，分布于右心室前壁。⑦右缘支：较粗大，恒定，沿心下缘左行，分布于临近的心室壁。⑧右心室后支：细小，多支，分布于右心室后壁。⑨右圆锥支：分布于动脉圆锥的上部，并与左圆锥支吻合。此支如单独起自主动脉窦即为副冠状动脉。⑩右心房支：可分为右心房前支、右心房中间支和右心房后支，分布于右心房。右心房前支可与窦房结支共干。

(3)冠状动脉的分布类型:左、右冠状动脉在心脏胸肋面分布比较恒定,但在心脏膈面的分布范围变异较大。依据左、右冠状动脉在膈面分布区的大小分为3型。①右优势型:右冠状动脉分布于右心室膈面和左心室膈面的一部分或全部,此型占65.7%。②均衡型:左冠状动脉的旋支和右冠状动脉分别分布于左、右心膈面,互不越过房室交点和后室间沟,此型占28.7%。③左优势型:左冠状动脉的旋支除分布于左心室膈面外,还越过房室交点和后室间沟,分布于右心室膈面的一部分,此型占5.6%。

所谓优势动脉仅指它在心室膈面的分布范围,而非供血量的多少。左优势型虽然出现率只有5.6%,而一旦左优势型的患者出现左冠状动脉主干阻塞,或旋支与前室间支同时受累,可发生广泛性左心室心肌梗死,心脏传导系统均可受累,发生严重的心律失常。

(4)壁冠状动脉:冠状动脉的主干和主要分支大部分走行于心外膜下脂肪组织中或心外膜深面,而部分主干或分支的其中一段可被心肌覆盖,此段动脉称壁冠状动脉,一般长度为0.2~5.0 cm,覆盖于此段动脉浅面的心肌称心肌桥。壁冠状动脉腔小壁薄,尤其心肌桥厚者更为明显。在临床行冠状动脉手术时,应注意壁冠状动脉的存在。

(5)冠状动脉的变异和畸形:冠状动脉的起点和分支可以发生一些少见的变异,如冠状动脉起于相应的主动脉窦嵴以上,单一冠状动脉,旋支与前降支单独起于主动脉窦,前降支起于右冠状动脉,左、右冠状动脉起于同一主动脉窦等。这些变异一般不会影响心肌的供血。

冠状动脉的畸形包括:①1支或2支冠状动脉起于肺动脉干,心壁由静脉血供应;②冠状动脉静脉瘘,约有半数发生于右冠状动脉。多数患者无症状,但有时会影响心肌的血液供应,发生心绞痛或心功能不全。

2.心脏的静脉

心脏的静脉血大部分通过冠状窦回流入右心房。

(1)冠状窦:冠状窦位于心后面的冠状沟内,左侧起点是心大静脉和左心房斜静脉注入处,起始处有静脉瓣,右侧终端是冠状窦口。心的静脉血约有90%由冠状窦流入右心房。注入冠状窦的主要静脉如下。①心大静脉:在前室间沟内与前室间支伴行,向后上至冠状沟,再向左绕行至左心室膈面注入冠状窦左端。②心中静脉:与后室间支伴行,注入冠状窦右端。③心小静脉:在冠状沟内与右冠状动脉伴行,向左注入冠状窦右端。

(2)心前静脉:心前静脉又称右心室前静脉,为来自右心室前壁的2~3支小静脉，跨越冠状沟直接开口于右心房。

（3）心最小静脉：心最小静脉数量较多，走行于心肌层内，起自心肌的毛细血管，直接开口于右心房。心最小静脉没有瓣膜，因此，心肌局部缺血时，心腔内的血液可由心最小静脉反流入心肌，补充缺血部分的血供。

（二）心脏的神经

支配心的神经包括内脏运动神经和内脏感觉神经两类，其中内脏运动神经纤维主要来自交感干和迷走神经的心支，在主动脉弓的下方和后方形成心丛，再由心丛发出纤维随冠状动脉进入心壁，少数纤维直接进入心房。

1.内脏运动神经

（1）交感神经：交感神经的节前纤维发自脊髓的第1～5胸髓节段侧角，经第1～5胸神经前根和白交通支至交感干，止于颈部及胸1～5交感神经节；由交感神经节发出的节后纤维，组成颈上神经、颈中神经、颈下神经和胸心神经，加入心丛，再由心丛随冠状动脉及其分支至心脏传导系统、心肌及冠状动脉壁。

交感神经兴奋使心率加快、心肌收缩加强及冠状动脉舒张。

（2）副交感神经：副交感神经的纤维主要发自延髓的迷走神经背核，在迷走神经主干中下行，离开主干组成颈上心支、颈下心支和胸心支，加入心丛，随冠状动脉及其分支终止于心壁内的副交感神经节，心壁内的副交感神经节有10多个，主要位于心房的心外膜下和心脏传导系统附近。副交感神经节发出的节后纤维止于心脏传导系统、心肌及冠状动脉壁。

副交感神经兴奋时，心率减慢、心肌收缩力减弱。

2.内脏感觉神经

心壁内有丰富的感觉神经纤维，尤其是心内膜。感觉神经纤维在交感神经和迷走神经的心支中上行，终止于脊髓和延髓。传导心脏痛觉的纤维沿交感神经行走（颈心上神经除外），至脊髓 $T_{1\sim4}$ 或 $T_{1\sim5}$ 节段。与心脏反射有关的感觉纤维沿迷走神经行走，进入延髓。当发生心绞痛时，常在胸前区及左上臂内侧皮肤感到疼痛（牵涉痛）。

六、心包

心包是包裹心及出入心的大血管根部的纤维浆膜囊，可分为浆膜心包和纤维心包两部分。

纤维心包由结缔组织构成，包裹于浆膜心包壁层的外面，它向上移行于大血管的外膜，下方紧附于膈的中心腱，前方及两侧附着于纵隔胸膜、胸骨体下部左半及第4、第5肋软骨，后方与食管和胸主动脉的结缔组织相连接。

浆膜心包由浆膜构成，分为脏层和壁层。脏层形成心外膜；壁层附于纤维心包的内面。脏层和壁层在进出心的大血管根部互相移行。脏层和壁层之间的腔隙称心包腔，内含少量浆液，起润滑作用。在心包腔内，脏、壁层转折处的间隙称心包窦。位于升主动脉、肺动脉干后方与上腔静脉、左心房前方之间的间隙称心包横窦。在左心房后方与心包后壁之间的间隙称心包斜窦，其两侧界是左肺静脉、右肺静脉和下腔静脉。心包横窦和斜窦在心脏外科中有实用意义。此外，心包腔前下部即心包胸肋部与膈部转折处的间隙称心包前下窦，在直立时位置较低，因此，心包积液时常经左剑肋角行心包穿刺。

心包对心脏具有保护作用，正常时可防止心脏的过度扩张，由于纤维心包伸缩性小，若心包腔含大量积液则限制心脏的舒张，影响静脉血回心而导致严重临床症状。

七、心脏的体表投影

心脏在胸前壁的体表投影可用下列4点连线来表示：①左上点，在左侧第2肋软骨的下缘，距胸骨左缘1.2 cm；②右上点，在右侧第3肋软骨的上缘，距胸骨右缘1.0 cm；③右下点，在右侧第7胸肋关节处；④左下点，在左侧第5肋间隙，距前正中线7～9 cm（或左锁骨中线内侧1～2 cm处）。左、右上点的连线为心脏的上界。左、右下点的连线为心脏的下界。右上点与右下点之间微向右凸的弧形连线为心脏的右界。左上点与左下点之间微向左凸的弧形连线为心脏的左界。

第二节　动　　脉

动脉是将血液从心运送到全身各组织器官的血管。一般情况下，动脉血液内含有丰富的氧和营养物质，静脉血液内含有较高浓度的二氧化碳和代谢产物。而脐动脉和脐静脉、肺动脉和肺静脉则恰恰相反，即静脉内含有动脉血，动脉内含有静脉血。

一、概述

动脉管壁厚、弹性好、压力高、血流快、可以产生搏动。浅表的动脉（如桡动脉、足背动脉等)常常被用作诊脉点。动脉损伤后易导致大失血,故应及时进行压迫或结扎止血。从动脉干发出的分支,离开主干进入器官前的一段称器官外动脉,入器官后称器官内动脉。

器官外动脉分布的一般规律。①对称性和节段性分布:动脉分支左右基本对称,在躯干的动脉有壁支和脏支之分,壁支一般有明显的节段性,如肋间后动脉和腰动脉。②人体每一个大的局部一般有1～2条动脉主干。③多与静脉和神经伴行:动脉常与静脉、神经和淋巴管伴行,外包结缔组织形成血管神经束。④安全、隐蔽和短距离分布:动脉多居身体的屈侧、深部或安全隐蔽处。动脉自主干发出后,多以最短的距离到达所营养的器官。但也有例外,如睾丸动脉(男)和卵巢动脉(女),这种特殊情况可以从胚胎发生中得到解释。⑤与器官的大小和功能相一致:动脉的粗细,支数的多少与器官的大小和功能密切相关;例如,肾动脉的管径几乎与营养全部小肠和部分结肠的肠系膜上动脉相当,这与肾的泌尿功能有关。

器官内动脉分布的一般规律:①实质性器官(如肝、肾等)的动脉,由门进入呈放射型分布,其分支常作为该器官分叶或分段的依据。②空腔性器官(如肠、输尿管等)的动脉,有的呈横行分布,有的呈纵行分布。③骨内部的动脉,从长骨的骨干和两端进入长骨内分支分布。

二、动脉的组织学结构

动脉从心室发出后,反复分支,管径逐渐变细,管壁逐渐变薄。根据管径大小、管壁厚度和主要成分,可将动脉分为大动脉、中动脉、小动脉和微动脉4种。各类动脉之间逐渐移行,没有明显的界线。管壁从内向外均分为内膜、中膜和外膜三层,其中中膜的结构变化最为明显。

(一)大动脉

大动脉包括主动脉、肺动脉、无名动脉、颈总动脉、锁骨下动脉、髂总动脉等。大动脉管壁的中膜含多层弹性膜和大量弹性纤维,故又称弹性动脉。其结构特点如下。

1.内膜

内膜位于管壁的最内层,由内皮、内皮下层和内弹性膜组成。内皮细胞长轴多与血流方向一致,含核的部位略突向腔面,其余部分极薄,内皮细胞基底面附着于基膜上。在透射电镜下,大动脉的内皮细胞中 Weibel-Palade 小体(W-P 小体)尤为丰富;内皮下层较厚,为疏松结缔组织,含有胶原纤维、弹性纤维和少量的纵行平滑肌；内弹性膜因与中膜的弹性膜相连续，故内膜与中膜无明显分界。

2.中膜

中膜很厚，含有 40～70 层的环行弹性膜。弹性膜由弹性蛋白组成，膜上有许多小孔。各层弹性膜间由弹性纤维相连，弹性膜间有环行平滑肌细胞和少量的胶原纤维。中膜基质的主要化学成分为硫酸软骨素。在病理状态下，中膜的平滑肌可迁移到内膜，增生并产生结缔组织成分，使内膜增厚，是发生动脉粥样硬化的重要环节。

3.外膜

外膜较薄，由结缔组织组成，其中伴有小的营养血管、神经束及脂肪细胞。结缔组织中的细胞以成纤维细胞为主，当血管受损时，成纤维细胞具有修复外膜的作用。大动脉外膜中没有明显的外弹性膜。

（二）中动脉

除大动脉外，凡在解剖学中有名称的动脉大多属于中动脉。中动脉中膜的平滑肌相当丰富，故又名肌性动脉。中动脉管壁的 3 层结构最为典型。

1.内膜

内膜是 3 层膜中最薄的一层，也由内皮、内皮下层和内弹性膜构成。内皮细胞衬于血管腔面，表面光滑，利于血液的流动；内皮下层为薄层的结缔组织，含有胶原纤维、弹性纤维和少量的平滑肌细胞；内皮下层深面为内弹性膜，由弹性蛋白构成，在 HE 染色的切片上，内弹性膜嗜酸性，染成亮红色，由于血管收缩，常呈波浪状。中动脉内弹性膜明显，故可作为内膜和中膜的分界。

2.中膜

中膜较厚，由 10～40 层环行排列的平滑肌细胞组成。肌纤维间有一些胶原纤维、弹性纤维和基质，这些纤维和基质是由平滑肌细胞产生的。

3.外膜

外膜厚度与中膜大致相等，由疏松结缔组织构成，且含有营养血管、淋巴管和神经纤维。多数中动脉外膜与中膜交界处有明显的外弹性膜。

（三）小动脉

小动脉管径一般在 0.3～1.0 mm，也属于肌性动脉，包括粗细不等的几级分支。较大的小动脉，内弹性膜明显，随着管径逐渐地变细，内弹性膜逐渐消失；中膜有数层平滑肌；外膜厚度与中膜相近，结构与中动脉相似，但一般没有外弹性膜。

(四)微动脉

管径在0.3 mm以下的动脉称微动脉,各层均薄,无内、外弹性膜,中膜仅含1～2层平滑肌细胞和少量胶原纤维,外膜较薄。

(五)血管壁的特殊感受器

血管壁内有一些特殊的感受器,如颈动脉体、主动脉体和颈动脉窦等。

颈动脉体位于颈总动脉分支处附近管壁的外侧,是直径为2～3 mm的扁平小体,主要由排列不规则的上皮细胞团索组成,细胞团或索之间有丰富的血窦。电镜下,上皮细胞分为两型:Ⅰ型细胞聚集成群,胞质内含许多致密核心小泡,许多神经纤维终止于该型细胞表面;Ⅱ型细胞位于Ⅰ型细胞周围,胞质中颗粒很少或不存在。生理学研究表明,颈动脉体是感受动脉血O_2、CO_2含量和血液pH变化的化学感受器,可将此信息传入中枢,对心血管系统和呼吸系统进行调节。

主动脉体又称主动脉小球,在结构和功能上与颈动脉体相似。

颈动脉窦是颈总动脉末端和颈内动脉起始膨大部分,此处中膜很薄,平滑肌细胞少,外膜较厚,含有许多来源于舌咽神经的形态特殊的游离神经末梢,接受因血压升高而致血管壁扩张的刺激并传入中枢,参与血压调节。在主动脉弓血管的外膜和接近心脏的大静脉中也有类似颈动脉窦的结构。

三、肺循环的动脉

肺动脉干起自右心室,是一短粗的动脉干,在升主动脉的前方向左后上方斜行,至主动脉弓的下方分为左、右肺动脉。左肺动脉较短,水平向左,经食管、胸主动脉前方至左肺门,分两支进入左肺上、下叶。右肺动脉较长,水平向右,经升主动脉和上腔静脉的后方达右肺门,分3支进入右肺上、中、下叶。在肺动脉干分叉处稍左侧与主动脉弓下缘之间有一结缔组织索,称动脉韧带(或动脉导管索),是胚胎时期动脉导管闭锁后的遗迹。如动脉导管在出生后6个月尚未闭锁,称动脉导管未闭,是常见的先天性心脏病之一。

四、体循环的动脉

体循环的动脉主干是主动脉,其由左心室发出,先斜向右上,再弯向左后,沿脊柱左前方下行,穿膈的主动脉裂孔入腹腔,至第4腰椎下缘水平分为左、右髂总动脉。依其行程分为升主动脉、主动脉弓和降主动脉三部分。降主动脉又以膈为界,分为胸主动脉和腹主动脉。

(一)升主动脉

升主动脉是主动脉的第一段,长约5 cm,发自左心室,位于肺动脉干与上腔静脉之间，向右前上方至右侧第2胸肋关节后方移行为主动脉弓，升主动脉根部发出左、右冠状动脉。

(二)主动脉弓

主动脉弓是升主动脉的延续，自右侧第2胸肋关节后方弓形向上弯曲，跨过左肺根，至第4胸椎体下缘移行为胸主动脉。其前方有胸骨，后方有气管和食管。主动脉弓壁内含有压力感受器，具有调节血压的作用。在主动脉弓下方动脉韧带处，有2～3个粟粒状小体，为主动脉体，或称主动脉小球，属化学感受器，主要参与呼吸运动的调节。主动脉弓的凸侧自右向左依次发出三大分支，即头臂干(又称无名动脉)、左颈总动脉和左锁骨下动脉。头臂干向右上斜行至右侧胸锁关节的后方分为右锁骨下动脉和右颈总动脉。

1.颈总动脉

颈总动脉是头颈部的主要动脉干，分为左、右两侧，右侧起自头臂干，左侧起自主动脉弓。两侧均在胸锁关节的后方，沿食管、气管和喉的外侧上行，至甲状软骨上缘水平分为颈内动脉和颈外动脉。颈总动脉与颈内静脉、迷走神经一起被包裹在颈动脉鞘内。

当头面部大出血时，在胸锁乳突肌前缘，相当于环状软骨平面，可将颈总动脉向后压向第6颈椎横突前结节(颈动脉结节)，进行急救止血。

在颈总动脉分叉处有两个重要结构：①颈动脉窦是颈总动脉末端和颈内动脉起始处的膨大部分，壁内有压力感受器，当血压升高时，可反射性地引起心率降低，血管扩张，血压下降。②颈动脉体是一个扁椭圆形小体，借结缔组织连于颈总动脉分叉处的后方，为化学感受器，可感受血液中二氧化碳分压、氧分压和H^+浓度变化，当血中氧分压降低或二氧化碳分压增高时，可反射性地促使呼吸加深加快。

(1)颈外动脉：起自颈总动脉，初居颈内动脉的前内侧，后经其前方绕至其前外侧，上行穿腮腺实质达下颌颈高度分为颞浅动脉和上颌动脉两个终支。其主要分支如下。①甲状腺上动脉：起自颈外动脉的起始处，行向前下方，分布到甲状腺上部和喉。②舌动脉：在甲状腺上动脉的稍上方，平舌骨大角处发自颈外动脉，分布到舌、舌下腺和腭扁桃体。③面动脉：在舌动脉稍上方发出，向前经下颌下腺的深面，至咬肌前缘绕过下颌骨下缘至面部，经口角和鼻翼的外侧，向上至眼内眦，改称为内眦动脉。面动脉分布于面部软组织、下颌下腺和腭扁桃体等。在下颌骨下缘和咬肌前缘交界处，可摸到面动脉的搏动，面部出血时，可在该处进行压迫止血。④颞浅动脉：在外耳门的前方上行，越过颧弓根至颞部皮下，其分支分布于腮腺、额、颞和顶部软组织。在外耳门前方颧弓根部可触及其搏动，当头前外侧部出血时，可在此压迫止血。⑤上颌动脉：经下颌颈深面入颞下窝，沿途分支分布于外耳道、中耳、硬脑膜、颊、腭扁桃体、牙及牙龈、咀嚼肌、鼻腔和腭部等处。其中分布于硬脑膜的分支称脑膜中动脉，它自上颌动脉发出后，向上穿棘孔入颅中窝，且紧贴颅骨内面走行，分前、后两支分布于硬脑膜。前支经过翼点内面，当颞部骨折时，易受损伤导致出血引起颅内硬脑膜外血肿，临床上需要及时清除血肿，否则会造成严重的后果。

颈外动脉的分支还有枕动脉、耳后动脉和咽升动脉，分布于枕部、耳后和咽。

(2)颈内动脉：由颈总动脉发出后，垂直上升到颅底，在颈部无分支(借此可以与颈外动脉相鉴别)再经颈动脉管入颅腔，分支分布于脑和视器。

2.锁骨下动脉

锁骨下动脉左侧起于主动脉弓，右侧起自头臂干。锁骨下动脉从胸锁关节后方斜向外至颈根部，呈弓状经胸膜顶前方，穿斜角肌间隙，至第1肋外缘延续为腋动脉。

从胸锁关节至锁骨下缘中点画一弓形线(弓的最高点距锁骨上缘约1.5 cm)，为锁骨下动脉的体表投影。上肢出血时，可在锁骨中点上方的锁骨上窝处向后下方将该动脉压向第1肋进行止血。锁骨下动脉的主要分支如下。

(1)椎动脉：90%的人双侧椎动脉的直径不等，一般情况下，左侧的直径较右侧粗。从前斜角肌内侧发出，向上穿第6～1颈椎横突孔，出第1颈椎横突孔后弯向后内，绕过寰椎的后方，穿寰枕后膜及硬脊膜经枕骨大孔入颅腔，左右汇合成一条基底动脉，与颈内动脉共同营养脑和视器等。

(2)胸廓内动脉：在椎动脉起始处向对侧发出，向下入胸腔，经第1～6肋软骨后面(距胸骨外侧缘1.5 cm处)下降。分为肌膈动脉和腹壁上动脉，后者穿膈肌进入腹直肌鞘内，并与腹壁下动脉吻合。胸廓内动脉的分支分布于胸前壁、乳房、心包等处。该动脉又名内乳动脉，是冠状动脉搭桥时最常用的动脉。

(3)甲状颈干：为一短干，起自锁骨下动脉，立即分成数支至颈部和肩部。其中甲状腺下动脉，向上至甲状腺下端，并分布于咽、喉、气管和食管。肩胛上动脉，自甲状颈干发出后，至冈上、冈下窝，分布于冈上、冈下肌和肩胛骨。

3.腋动脉

腋动脉为上肢的动脉主干，在第1肋外缘处续于锁骨下动脉，经腋窝至大圆肌下缘处移行为肱动脉。腋动脉被胸小肌分为3段，第1段位于胸小肌内侧，第3段位于胸小肌与大圆肌下缘之间，第2段被胸小肌所遮盖。其主要分支如下。

(1)胸肩峰动脉:为一短干,在胸小肌上缘发自腋动脉,立即分支分布于三角肌、胸大肌、胸小肌和肩关节。

(2)胸外侧动脉:沿胸小肌下缘走行,分布于乳房、胸大肌和前锯肌。

(3)肩胛下动脉:在肩胛下肌下缘附近发出,行向后下,分为胸背动脉和旋肩胛动脉。

(4)旋肱后动脉:伴腋神经穿四边孔,绕肱骨外科颈,分布于肩关节和三角肌。

4.肱动脉

肱动脉自大圆肌下缘续于腋动脉,沿肱二头肌内侧下行至肘窝,平桡骨颈高度分为桡动脉和尺动脉。在肘窝的内上方,可触到肱动脉的搏动,为测量血压时听诊的部位。当前臂和手部大出血时,可在臂中部将该动脉压向肱骨以暂时止血。肱动脉的主要分支有肱深动脉,伴桡神经在桡神经沟下行,分支营养肱三头肌和肱骨,终支参与组成肘关节网。

5.尺动脉和桡动脉

尺动脉和桡动脉均由肱动脉分出,桡动脉在肱桡肌与旋前圆肌之间,继而在肱桡肌腱与桡侧腕屈肌腱之间下行(在腕关节上方可触其搏动,是诊脉常用部位),绕桡骨茎突至手背,穿第 1 掌骨间隙到手掌,与尺动脉掌深支吻合成掌深弓。桡动脉主要分支:①拇主要动脉,由桡动脉入手掌处发出,分 3 支分布于拇指两侧和示指桡侧。②掌浅支,在桡腕关节处发出,穿鱼际肌或沿其表面至手掌,与尺动脉末端吻合成掌浅弓。桡动脉也可以作为冠状动脉搭桥的血管。

尺动脉在指浅屈肌与尺侧腕屈肌之间下行,经豌豆骨桡侧至手掌,与桡动脉掌浅支吻合成掌浅弓。尺动脉的主要分支如下。①骨间总动脉:自尺动脉上端发出,在骨间膜上缘分为骨间前动脉和骨间后动脉,分别沿骨间膜前、后面下行,分支分布于前臂肌和尺、桡骨。②掌深支:在豌豆骨桡侧由尺动脉发出,与桡动脉末端吻合成掌深弓。

6.掌浅弓和掌深弓

掌浅弓位于掌腱膜和屈指肌腱之间,分叉有小指指掌侧动脉和 3 支指掌侧总动脉。前者分布于小指尺侧缘,后者达掌指关节附近各分两支指掌侧固有动脉,分布于第 2～5 指相对缘,手指出血时可在手指两侧压迫止血。掌深弓位于屈指肌腱深面,约平腕掌关节高度由掌深弓发出 3 条掌心动脉,至掌指关节附近,分别与相应的指掌侧总动脉吻合。

(三)胸主动脉

胸主动脉在第 4 胸椎下缘左侧续于主动脉弓，初沿脊柱稍左侧下行，逐渐转至其前方，于第 12 胸椎高度穿膈的主动脉裂孔，移行为腹主动脉。胸主动脉是胸部的动脉干，发出壁支和脏支。

1.壁支

壁支包括肋间后动脉、肋下动脉和膈上动脉。第 1～2 对肋间后动脉来自锁骨下动脉，第 3～11 对肋间后动脉和肋下动脉由胸主动脉的后外侧壁发出，每支在脊柱两侧各分前、后两支。后支细小分布于脊髓、背部的肌肉和皮肤；前支粗大，在相应的肋骨下缘的肋沟内与肋间后静脉和肋间神经伴行，分布于胸壁和腹壁上部。膈上动脉为 2～3 条小支，分布于膈上面的后部。

2.脏支

脏支主要有支气管支、食管支和心包支，分布于气管、食管和心包。

(四)腹主动脉

腹主动脉在膈的主动脉裂孔处续于胸主动脉，沿脊柱左前方下降，至第 4 腰椎下缘水平分为左、右髂总动脉。腹主动脉右侧有下腔静脉伴行，前方有肝左叶、胰、十二指肠水平部和小肠系膜根越过。腹主动脉的分支，按其分布区域，亦可分为壁支和脏支，但不同于胸主动脉的分支，即其脏支较壁支粗大。

1.壁支

(1)膈下动脉：左、右各一，除分支至膈下面以外，还发出细小的肾上腺上动脉至肾上腺上部。

(2)腰动脉：有 4 对，自腹主动脉后壁发出，分布于腰部和腹前外侧壁的肌肉和皮肤，也有分支营养脊髓及其被膜。

(3)骶正中动脉：1 支，自腹主动脉分叉处后壁发出，沿骶骨前面下降入盆，分支营养盆腔后壁的组织结构。

2.脏支

脏支分为成对和不成对两种。成对脏支有肾上腺中动脉、肾动脉和睾丸动脉(男)或卵巢动脉(女)；不成对脏支有腹腔干、肠系膜上动脉和肠系膜下动脉。

(1)肾上腺中动脉：约在平第 1 腰椎处起自腹主动脉侧壁，分布于肾上腺中部，在腺内与肾上腺上动脉(发自膈下动脉)、肾上腺下动脉(发自肾动脉)形成吻合。

(2)肾动脉：约平对第 1、2 腰椎体之间起自腹主动脉侧壁，横行向外，到肾门附近分为前、后两干，经肾门入肾，并在入肾之前各发出1支肾上腺下动脉至肾上腺下部。由于腹主动脉偏向左侧，故左肾动脉较右侧短。由于此关系，左侧的肾移植的难度大于右侧。有时，肾尚有不经肾门而从肾上端或下端入肾的副肾动脉。它可由肾动脉、腹主动脉、膈下动脉等动脉发出，在多数情况下，它是一支起始和行程有变异的副肾动脉，结扎后可引起肾局部缺血坏死。

(3)睾丸动脉：又称精索内动脉，细而长，在肾动脉起始处的稍下方由腹主动脉前壁发出，斜向下外，跨过输尿管前面，经腹股沟管至阴囊，分布于睾丸。在女性则为卵巢动脉，经卵巢悬韧带下行入盆腔，分布于卵巢和输卵管壶腹部。

(4)腹腔干又称腹腔动脉：此动脉短而粗，在主动脉裂孔稍下方，约平第12胸椎高度，自腹主动脉前壁发出，立即分为胃左动脉、肝总动脉和脾动脉。

胃左动脉：斜向左上方至胃的贲门，在小网膜两层之间沿胃小弯转向右行，与胃右动脉吻合。沿途分支至食管腹段、贲门和胃小弯附近的胃壁。

肝总动脉：向右前方在十二指肠上部的上缘进入肝十二指肠韧带内，分为肝固有动脉和胃十二指肠动脉。①肝固有动脉行于肝十二指肠韧带内，在肝门静脉的前方、胆总管左侧上行至肝门，分为左、右两支进入肝的左、右叶；右支在进入肝门前发出胆囊动脉，经胆囊三角上行，分支分布于胆囊。胆囊动脉一般起于肝右动脉，本干分两支，分布于胆囊的前、后面。胆囊动脉起点变异较多，但胆囊动脉绝大多数位于胆囊三角内，胆囊摘除手术时，不要将肝右动脉误认为胆囊动脉结扎造成事故。肝固有动脉还发出胃右动脉，在小网膜内行至幽门上缘，再沿胃小弯向左，与胃左动脉吻合，沿途分支分布于十二指肠上部和胃小弯附近的胃壁。②胃十二指肠动脉在十二指肠上部后方下降，经胃幽门后方到下缘分为胃网膜右动脉和胰十二指肠上动脉。前者在大网膜两层之间沿胃大弯左行，发出胃支和网膜支分布于胃大弯和大网膜，并与胃网膜左动脉吻合，后者有前、后两支，在胰头与十二指肠降部之间下降，分布到胰头和十二指肠。

脾动脉：沿胰的上缘左行，经脾肾韧带达脾门，分数支入脾。脾动脉沿途发出多条细小的胰支至胰体和胰尾，在未进入脾门前发出3～5支胃短动脉，经胃脾韧带至胃底；发出胃网膜左动脉，在大网膜两层之间沿胃大弯右行，与胃网膜右动脉吻合，发出胃支和网膜支分布于胃大弯和大网膜。胃网膜动脉在临床上也可用于冠状动脉搭桥术。

(5)肠系膜上动脉：在腹腔干稍下方，约平第1腰椎高度起自腹主动脉前壁，经胰头和胰体交界的后方下行，经十二指肠水平部的前面进入小肠系膜根，向右髂窝方向走行。其分支如下。①胰十二指肠下动脉：行于胰头与十二指肠之间，分支分布于胰和十二指肠，并与胰十二指肠上动脉吻合。②空肠动脉和回肠动脉：有十数支，发自肠系膜上动脉左侧壁，走在肠系膜内，分布于空肠和回肠。各支动脉的分支再吻合成动脉弓。通常，空肠有1～2级动脉弓，回肠的动脉弓多至3～5级，最后一级动脉弓再发出直支入肠壁。空肠和回肠动脉弓的数目是手术过程中区别两者的重要标志之一。③回结肠动脉：为肠系膜上动脉右侧壁发出的最下一条分支，分布于回肠末段、盲肠和升结肠；另发出阑尾动脉沿阑尾系膜游离缘至阑尾尖端，分支营养阑尾。阑尾切除手术时，需要从阑尾系膜中找到阑尾动脉进行结扎。④右结肠动脉：在回结肠动脉上方发出向右行，分升、降支与中结肠动脉和回结肠动脉吻合，分支行至升结肠。⑤中结肠动脉：在胰的下缘处发出，前行入横结肠系膜，分左、右支分别与左、右结肠动脉吻合，营养结肠。

（6）肠系膜下动脉：约平第3腰椎高度起于腹主动脉前壁，行向左下方，至左髂窝进入乙状结肠系膜根内，继续下降入小骨盆。分支分布于降结肠、乙状结肠和直肠上部。①左结肠动脉：沿腹后壁左行，分升、降支营养降结肠，并与中结肠动脉和乙状结肠动脉吻合。②乙状结肠动脉：常为2～3支，进入乙状结肠系膜内，相互吻合成动脉弓分支分布于乙状结肠。乙状结肠动脉与左结肠动脉和直肠上动脉均有吻合。③直肠上动脉：是肠系膜下动脉的直接延续，行至第3骶椎处分为两支，沿直肠上部两侧下降，分布于直肠上部，并与直肠下动脉的分支吻合。

（五）髂总动脉

髂总动脉左、右各一，在第4腰椎体下缘高度自腹主动脉分出沿腰大肌的内侧向外下方斜行，至骶髂关节的前方，分为髂内动脉和髂外动脉。左、右髂总动脉与左、右髂总静脉的位置关系有所不同。左髂总动脉（在左侧）与左髂总静脉（在右侧）是并列关系，而右髂总动脉（在前方）与右髂总静脉（在后方）是前后关系。女性怀孕时，随着胎儿的增大，胎儿可以压迫右髂总动脉，右髂总动脉压迫其后方的右髂总静脉而导致右侧下肢水肿。

1.髂内动脉

髂内动脉为一短干，沿盆腔侧壁下行，发出壁支和脏支。

（1）壁支。①闭孔动脉：沿骨盆侧壁行向前下，穿闭膜管出盆腔，至股内侧部，分布于髋关节和大腿内侧肌群。②臀上动脉和臀下动脉：分别经梨状肌上、下孔穿出至臀部，分支营养臀肌和髋关节。

此外，髂内动脉尚发出髂腰动脉及骶外侧动脉，分布于髂腰肌、盆腔后壁及骶管内结构。

闭孔动脉在穿闭孔膜前尚发出一支耻骨支，在股环附近，可与腹壁下动脉的分支(闭孔支)吻合，形成异常的闭孔动脉(出现率为17%～18%)。在做股疝手术时要注意此变异，以免误伤导致大出血。

(2)脏支。①脐动脉：是胎儿时期的动脉干，由髂内动脉的起始部发出，走向内下方，出生后远段闭锁形成脐内侧韧带，近段仍保留管腔，发出2～3支膀胱上动脉，男性分布于膀胱尖和膀胱体。②膀胱下动脉：沿骨盆侧壁下行，男性分布于膀胱底，精囊腺和前列腺；女性分布于膀胱和阴道。③直肠下动脉：行向内下方，分布于直肠下部，并与直肠上动脉和肛动脉吻合。④子宫动脉：沿盆侧壁向内下方行走，进入子宫阔韧带两层之间，在子宫颈外侧2 cm处跨过输尿管的前上方并与之交叉，沿子宫颈及子宫侧缘上行，至子宫底，其分支分布于子宫、阴道、输尿管和卵巢，并与卵巢动脉吻合。在做子宫切除手术结扎子宫动脉时，注意勿将输尿管一并结扎而发生医疗事故。临床上，子宫切除术后要注意观察尿量的变化，以防误扎输尿管。⑤阴部内动脉：沿臀下动脉的前方下降，穿梨状肌下孔出盆腔，又经坐骨小孔至坐骨肛门窝，发出肛动脉、会阴动脉、阴茎(蒂)动脉等分支。分布于肛门、会阴部和外生殖器。

2.髂外动脉

髂外动脉沿腰大肌内侧缘下降，经腹股沟中点深面至股前部，移行为股动脉。其主要分支为腹壁下动脉，经腹股沟管腹环内侧上行入腹直肌鞘，分布于腹直肌并与腹壁上动脉吻合。此外，发出一支旋髂深动脉，沿腹股沟韧带外侧半的后方斜向外上，分支营养髂嵴及邻近肌肉，是临床上用作游离髂骨移植的主要血管。

3.股动脉

股动脉在腹股沟韧带中点深面续于髂外动脉，在股三角内下行，由股前部转至股内侧，进入收肌管，出收肌腱裂孔至腘窝，移行为腘动脉。在腹股沟韧带中点下方可触及股动脉搏动，当下肢出血时，可在此处向后压迫止血。股动脉的内侧为股静脉，外侧为股神经，当需要进行股静脉穿刺和麻醉股神经时，可以先摸到股动脉的搏动，再确定股神经和股静脉的位置。股动脉的分支如下。①腹壁浅动脉：在腹股沟韧带稍下方自股动脉发出。穿至皮下，上行达腹前壁，分布于浅筋膜和皮肤。②旋髂浅动脉：较细小，穿出阔筋膜，沿腹股沟韧带下方向外上方斜行至髂前上棘附近，分布于皮肤、浅筋膜和淋巴结。临床上常将上述两动脉及其分布区作为皮瓣移植的血管和皮瓣供区。③股深动脉：在腹股沟韧带下方2～5 cm处发自股动脉，经股动脉后方行向后内下方，沿途发出旋股内侧动脉、旋股外侧动脉和3～4支穿动脉。旋股内侧动脉穿耻骨肌和髂腰肌之间进入深层，分支营养附近肌和髋关节。旋股外侧动脉外行，分数支分布于大腿前群肌和膝关节。各支穿动脉分别在不同高度穿过大收肌止点至股后部，分支营养大腿内侧群肌、后群肌和髋关节。

4.腘动脉

腘动脉在收肌腱裂孔处续于股动脉，经腘窝深部下行至腘肌下缘，分为胫前动脉和胫后动脉。此外，腘动脉在腘窝内尚发出数条关节支和肌支，分布于膝关节及邻近肌，并参与膝关节动脉网的组成。

5.胫后动脉

胫后动脉沿小腿后面浅、深肌之间伴胫神经下行，经内踝与跟腱之间进入足底，分为足底内侧动脉和足底外侧动脉。主要分支如下。

(1)腓动脉：从胫后动脉起始处分出，沿腓骨内侧下行，分布于胫、腓骨和附近肌。临床上，常取腓骨中段带腓动脉和腓骨滋养动脉(起自腓骨中上段)作为带血管游离骨移植的供骨。

(2)足底内侧动脉：沿足底内侧前行，分布于足底内侧。

(3)足底外侧动脉：沿足底外侧斜行，至第5跖骨底处，转向内侧至第1跖骨间隙，与足背动脉的足底深支吻合成足底弓。由弓发出4条足底总动脉，向前又各分2支趾足底固有动脉，分布于足趾的相对缘。

6.胫前动脉

胫前动脉由腘动脉分出后，立即穿小腿骨间膜上端至前面，在小腿前群肌之间下行，至足背(相当于踝关节的前方)移行为足背动脉。胫前动脉沿途分支营养小腿诸伸肌和附近皮肤，并参与膝关节网。

7.足背动脉

足背动脉在踝关节的前方续于胫前动脉，经踇长伸肌腱与趾长伸肌腱之间前行，至第1跖骨间隙近侧端分为第1跖背动脉和足底深支。足背动脉位置表浅，在踝关节前方，内、外踝连线中点，踇长伸肌腱的外侧可触及其搏动，足部出血时可在该处向深部压迫足背动脉进行止血。该动脉也是下肢脉管炎时判断下肢外周循环好坏的血管。足背动脉沿途分支出数条跗内、外侧动脉至跗骨和跗骨间关节，其尚有以下分支。

(1)弓状动脉：在第1、第2跗跖关节附近自足背动脉发出，沿跖骨底弓形向外，由弓的凸侧缘发出3条跖背动脉，前行至趾的基底部各分为两支细小的趾背动脉，分布于第2～5趾的相对缘。

(2)第1跖背动脉:为足背动脉的终支,沿第1跖骨间隙前行,分支分布于踇趾背面两侧缘和第2趾背面内侧缘。

(3)足底深支:为足背动脉的另一终支,穿第1跖骨间隙至足底,与足底外侧动脉吻合,形成足底动脉弓。

第三节 静 脉

静脉是输送血液回流入心的血管,起于机体各器官的毛细血管,止于心房,在向心回流的过程中逐渐接受属支。全身的静脉分为肺循环的静脉和体循环的静脉。

一、概述

与动脉比较,静脉具有以下结构和配布特点。

(1)数量多、管径粗、管腔大,人体内血液约有2/3位于静脉内。

(2)管壁薄而柔软、弹性小,充盈易扩张缺血则塌陷。

(3)静脉瓣:由管壁内膜凸入管腔而成的半月形薄片,成对,其游离缘朝向血流方向,有保证血液向心流动和防止血液倒流的作用;静脉瓣多见于受重力影响较大的四肢静脉,而躯干较大的静脉少或无瓣膜。

(4)体循环的静脉分可为浅、深静脉。浅静脉位于皮下浅筋膜内,也称皮下静脉。浅静脉一般没有伴行动脉,最后注入深静脉。因为位置表浅,所以临床常经浅静脉进行输液、注射、采血和导管插入等。深静脉位于深筋膜深面,与动脉伴行并包裹于同一纤维鞘内,也称伴行静脉。小的动脉常有成对的深静脉伴行于两侧(如尺静脉、桡静脉),大的动脉常有一条伴行静脉(如锁骨下静脉),有的器官内深静脉不与动脉伴行(如肝静脉)。深静脉的行程和伴行动脉相同,其引流范围与伴行动脉的供血范围基本一致。

(5)静脉的吻合比较丰富。浅静脉在手、足和脐等部位吻合成静脉网,深静脉在空腔器官(如胃、直肠、膀胱、子宫)周围吻合成静脉丛。这些吻合可以保证在器官充盈或受压的情况下血流通畅。浅静脉之间、深静脉之间和浅深静脉之间都有丰富的交通支,有利于侧支循环的建立。

(6)结构特殊的静脉:包括硬脑膜静脉窦和板障静脉等。硬脑膜静脉窦位于颅内，引流脑的静脉血，由硬脑膜围成，管壁无平滑肌和瓣膜，损伤后不易止血。板障静脉位于颅骨板障内，壁薄无瓣膜，借导静脉沟通头皮静脉和硬脑膜窦，参与脑血流量的调节。导静脉是贯穿颅骨直接连接颅外静脉、板障静脉和颅内静脉窦的血管，是颅外感染向颅内蔓延的直接通道。

二、静脉的组织结构

静脉由小至大逐级汇合，管径逐渐增粗，管壁也逐渐增厚。根据管径大小和管壁结构特点，静脉分为微静脉、小静脉、中静脉和大静脉，中静脉和小静脉常与相应的动脉伴行。静脉管壁分为内膜、中膜、外膜 3 层。中膜薄，平滑肌细胞和弹性组织较少，结缔组织成分相对较多，而且排列疏松；外膜厚；内、外弹性膜不明显，故 3 层膜间常无明显的界限。

静脉管壁结构的变异较动脉大，甚至一条静脉的各段也常有较大的差别。

（一）微静脉

微静脉管径为 50～200 μm，管腔不规则。内膜仅一层内皮，中膜可有散在的平滑肌细胞，外膜薄。紧邻毛细血管的微静脉称毛细血管后微静脉，其管径一般＜50 μm，管壁结构与毛细血管相似，但管径略粗，内皮细胞间的间隙较大，内皮外只有薄层结缔组织，故通透性较大，具有物质交换的功能。随着微静脉管径的逐渐增大，内皮和结缔组织间出现稀疏的平滑肌。淋巴组织和淋巴器官内的毛细血管后微静脉还具有特殊的结构和功能。

（二）小静脉

小静脉管径为 200 μm 至 1 mm。中膜平滑肌逐渐增多，较大的小静脉可有一至数层平滑肌，外膜也逐渐变厚。

（三）中静脉

中静脉管径为 2 至 9 mm，除大静脉外，凡有解剖学名称的静脉都属于中静脉。内膜薄，内弹性膜不明显；中膜明显薄于伴行的动脉，环行平滑肌细胞分布稀疏；外膜一般比中膜厚，由结缔组织组成，无外弹性膜，可含纵行平滑肌束。

（四）大静脉

大静脉管径在 10 mm 以上，如上腔静脉和下腔静脉、头臂静脉、门静脉、肺静脉等。内膜较薄，内膜与中膜分界不清；中膜很不发达，为几层排列疏松的环行平滑肌细胞，有的甚至没有平滑肌；外膜则很厚，结缔组织内有大量纵行的平滑肌束。

(五)静脉瓣

管径在 2 mm 以上的静脉腔中常见瓣膜,称为静脉瓣,是内膜凸入腔内折叠而成的半月形薄片,常彼此相对。表面覆以内皮,内部为含弹性纤维的结缔组织。

三、肺循环的静脉

肺静脉将含氧量高的血液从肺送到左心房。每侧肺各有两条,分别称为左上、左下肺静脉和右上、右下肺静脉,由各肺叶静脉在肺门处汇合而成。右肺静脉经右心房和上腔静脉后方、左肺静脉经胸主动脉前方向内侧穿心包后注入左心房后部。左肺上、下静脉分别收集左肺上、下叶的血液,右肺上静脉收集右肺上、中叶的血液,右肺下静脉收集右肺下叶的血液。

四、体循环的静脉

体循环的静脉将机体各器官代谢后的血液(含氧量低)送回右心房,包括上腔静脉系、下腔静脉系(包括肝门静脉系)和心静脉系。

(一)上腔静脉系

上腔静脉系由上腔静脉及其属支构成,收纳头颈、上肢、胸部(心除外)及部分腹壁等上半身的静脉血。

1.头颈部的静脉

头颈部的静脉分浅、深两组,浅静脉包括面静脉、颞浅静脉、颈前静脉和颈外侧静脉,深静脉包括颅内的静脉(如硬脑膜静脉窦)、颈内静脉和锁骨下静脉。

(1)面静脉:面静脉在鼻根处起自内眦静脉,伴面动脉后方下行,至下颌角下方与下颌后静脉前支汇合成一短干,在颈阔肌深面斜向后下方,跨过下颌下腺和颈内外动脉表面,至舌骨大角附近注入颈内静脉。面静脉收集面前部软组织的静脉血。

面静脉在口角以上一般没有静脉瓣,既可借内眦静脉、眼静脉与颅内海绵窦相交通,又可借面深静脉、翼静脉丛经卵圆孔静脉丛或破裂孔导静脉与海绵窦交通。故当面部感染时,如处理不当(如挤压),细菌可随血液反流入颅内,导致颅内感染。尤其是鼻根至两侧口角的三角形区域最为危险,也称“危险三角”。

(2)下颌后静脉:下颌后静脉由上颌静脉和颞浅静脉在腮腺内汇合而成。上颌静脉起自翼静脉丛,为一短干,伴上颌动脉起始段后行。颞浅静脉起自颅顶两侧的浅筋膜内,向下越过颧弓后根进入腮腺。下颌后静脉下行至腮腺下端分为前、后两支，前支注入面静脉，后支与耳后静脉和枕静脉汇合成颈外静脉。下颌后静脉收集面侧区和颞区的静脉血。

翼静脉丛是位于颞下窝内翼内肌和翼外肌之间的静脉丛，收纳上颌动脉供应区域的静脉血，向后汇集成上颌静脉，向上经颅底的卵圆孔、破裂孔等沟通颅内、外的静脉。

（3）颈外静脉：颈外静脉由耳后静脉、枕静脉和下颌后静脉后支在下颌角水平汇合而成，沿胸锁乳突肌表面垂直下行至其后缘，至锁骨中份上方穿颈深筋膜注入锁骨下静脉或静脉角。颈外静脉收集头皮和面部的静脉血。颈外静脉位置表浅，正常人站立或坐位时显露不明显，平卧时下段可稍见充盈。其开口处和锁骨上方各有一对瓣膜，但不能防止血液反流，故当右心衰竭或上腔静脉阻塞引起颈部血液回流不畅，可致颈外静脉显著充盈、扩张，即颈静脉怒张。颈外静脉和颈深筋膜结合紧密，当静脉壁受伤破裂时管腔不易闭合，容易形成气栓。

（4）颈前静脉：颈前静脉由颏下方的浅静脉在舌骨处汇合而成，沿前正中线两侧下行，在颈根部经胸锁乳突肌深面向外注入颈外静脉开口处或锁骨下静脉。左、右颈前静脉在胸骨柄上方常吻合成颈静脉弓，在气管切开时应注意勿将其损伤。

（5）颈内静脉：颈内静脉为乙状窦的直接延续，起自颈静脉孔，在颈部两侧沿颈内动脉和颈总动脉的外侧下行，至胸锁关节后方和锁骨下静脉汇合成头臂静脉。颈内静脉颅内属支有乙状窦和岩下窦，收集脑、脑膜、泪器、前庭蜗器和颅骨的静脉血；颅外属支有面静脉、舌静脉、咽静脉、甲状腺上静脉和甲状腺中静脉等，收纳头面部浅层、颈部的静脉血。颈内静脉的起始端和终末端常形成膨大，行程中和伴行动脉及迷走神经包被于颈动脉鞘内。因鞘壁的牵拉，管腔经常处于开放状态，从而有利于血液回流。但当颈内静脉外伤时，由于管腔不易闭锁和胸腔内负压，可导致空气进入血液循环形成栓塞。

（6）锁骨下静脉：锁骨下静脉在第 1 肋上面外侧缘续于腋静脉，向内经前斜角肌和胸膜前方至胸锁关节后方与颈内静脉汇合成头臂静脉。两静脉汇合处称静脉角，左静脉角有胸导管注入，右静脉角有右淋巴导管注入。锁骨下静脉的主要属支有腋静脉和颈外静脉，收集颈部浅层和上肢的静脉血。

（7）椎静脉：椎静脉起自颅底的椎内静脉丛，在横突孔内围绕椎动脉形成静脉丛下行，至第 6 颈椎横突孔形成一短干并穿出，向前注入头臂静脉起始部。

2.上肢的静脉

（1）上肢浅静脉：手背的浅静脉先形成手背静脉网，再汇合成较大的静脉，包括头静脉和贵要静脉等。手背静脉网是临床输液的常用部位。

头静脉：起自手背静脉网的桡侧，上行至桡腕关节上方绕至前臂前面，沿前臂上部和肘部前面的桡侧及肱二头肌外侧沟上行，经三角肌与胸大肌间沟至锁骨下窝，穿深筋膜注入腋静脉或锁骨下静脉。在肘窝处，头静脉发出肘正中静脉与贵要静脉交通。头静脉收纳手和前臂桡侧浅层的静脉血。

贵要静脉：起自手背静脉网的尺侧，沿前臂后面尺侧上行，至肘下方绕至前面尺侧，在肘窝处接受肘正中静脉，继沿肱二头肌内侧沟上行，至臂中点稍下方穿深筋膜注入肱静脉，或伴行于肱动脉内侧继续上升注入腋静脉。贵要静脉收纳手和前臂尺侧浅层结构的静脉血。

肘正中静脉：变异较多，在肘窝处连接头静脉和贵要静脉，并与前臂深静脉有交通支。肘前区的静脉，尤其是肘正中静脉是临床采血的常用部位。

前臂正中静脉：起自手掌静脉网，经前臂前面尺侧上行，注入贵要静脉或肘正中静脉。少数人前臂正中静脉于肘窝下方分叉，分别注入头静脉和贵要静脉，致使肘正中静脉缺如。前臂正中静脉收集手掌和前臂前部浅层结构的静脉血。

（2）上肢深静脉：上肢深静脉与同名动脉伴行，臂以下多为两条。手的深静脉构成掌浅静脉弓和掌深静脉弓，其尺侧、桡侧分别延续为前臂的尺静脉和桡静脉，后两者在肘窝汇合称肱静脉。两条肱静脉在大圆肌下缘处合成腋静脉。腋静脉位于腋动脉的前内侧，在第1肋外侧缘延续为锁骨下静脉。腋静脉收集上肢浅、深静脉的所有静脉血。

3.胸部的静脉

（1）上腔静脉：上腔静脉长约7 cm，由左、右头臂静脉在右侧第1胸肋后下方汇合而成，沿升主动脉右侧垂直下行，至右侧第2胸肋关节后方穿纤维心包，平第3胸肋关节下缘平面注入右心房上部。在穿心包前从后方接受奇静脉注入。上腔静脉前方有胸膜和肺，后方有气管和迷走神经，左侧有升主动脉和主动脉弓，右侧有膈神经和心包隔血管。

（2）头臂静脉：头臂静脉由同侧的颈内静脉和锁骨下静脉在胸锁关节后方汇合成。右头臂静脉长约2.5 cm，在头臂干右前方垂直下行，至右侧第1胸肋结合处后下方与左头臂静脉汇合成上腔静脉。左头臂静脉长约6 cm，向右下方斜越左锁骨下动脉、左颈总动脉、头臂干及迷走神经和膈神经的前面与右头臂静脉汇合，其前方为胸腺遗迹和胸骨柄上部。左头臂静脉有时位置较高，可达气管前面，尤以儿童多见，临床低位气管切开或穿刺时要特别注意。头臂静脉的属支有椎静脉、胸廓内静脉、甲状腺下静脉和肋间最上静脉（第1、第2肋间后静脉汇合而成）。

(3)奇静脉：奇静脉在右膈脚处起自右腰升静脉，在食管后方和胸主动脉右侧沿脊柱右侧缘上升，至第4胸椎体高度向前弓形跨过右肺根上方注入上腔静脉。奇静脉收集右侧第3～11肋间后静脉、右肋下静脉、食管静脉、支气管静脉、半奇静脉或和副半奇静脉的血液。奇静脉下方借腰升静脉与下腔静脉相连，是沟通上、下腔静脉的重要交通之一。当上腔静脉或下腔静脉阻塞时，该通道可成为重要的侧支循环途径。

(4)半奇静脉：半奇静脉在左膈脚处起自左腰升静脉，沿胸椎体左侧缘上升，至第8胸椎体高度经胸主动脉、胸导管和食管后方向右跨越脊柱前面，注入奇静脉。半奇静脉收纳左侧第9～11肋间后静脉、肋下静脉、部分食管静脉及副半奇静脉的静脉血。半奇静脉和奇静脉一起参与沟通上、下腔静脉系。

(5)副半奇静脉：副半奇静脉由左侧第3～8肋间后静脉汇合而成，沿胸椎体左侧下行，至第8胸椎体高度注入半奇静脉或向右跨越脊柱前面直接注入奇静脉。副半奇静脉收集左侧上部的肋间后静脉的血液。

(6)支气管静脉：支气管静脉输送大支气管的静脉血回心，右侧注入奇静脉末端，左侧注入肋间最上静脉或副半奇静脉。

(7)胸廓内静脉：胸廓内静脉由腹壁上静脉向上延伸而成，伴胸廓内动脉上行，注入头臂静脉。收集胸前壁和腹前壁上部深层结构的静脉血。

(8)脊柱的静脉：脊柱的静脉沿脊柱全长形成错综复杂的静脉丛，按其位置可分为椎外静脉丛和椎内静脉丛。①椎外静脉丛：位于椎管之外，前组位于椎体前方，收集椎体的静脉血；后组在椎弓及其突起的后方，部分位于背后深层肌之间，收集椎骨和肌肉的静脉血。前后静脉丛之间有吻合支。②椎内静脉丛：位于硬脊膜和椎骨骨膜之间，多密集纵行于前后正中线两侧并相互吻合成静脉环，收纳椎骨、脊膜和脊髓的静脉血。椎内、外静脉丛相互吻合，注入附近的椎静脉、肋间后静脉、腰静脉和骶外侧静脉等；椎静脉丛向上经枕骨大孔与硬脑膜窦和基底丛交通；向下与盆腔静脉丛交通。这些静脉丛、吻合支和静脉多无瓣膜，可容许血液反流。因此，脊柱的静脉丛是沟通上、下腔静脉系和颅内、外静脉的重要通道。当胸、腹和盆腔等部位发生感染、肿瘤或寄生虫时，可不经肺循环而直接经脊柱静脉丛侵入颅内或其他远位器官。

（二）下腔静脉系统

下腔静脉系由下腔静脉及其属支组成，收纳躯体下肢、盆部和腹部等膈以下器官的静脉血。腹腔内不成对脏器（肝除外）的静脉先汇合成肝门静脉，经肝门入肝，和肝动脉血混合，再经肝静脉注入下腔静脉。

1.下肢的静脉

下肢的静脉分浅静脉和深静脉。下肢静脉血回流时要克服较大的重力影响，故静脉瓣较上肢多，尤以深静脉的瓣膜明显。浅、深静脉之间的交通也更丰富。

(1)下肢浅静脉：足的浅静脉在足背形成足背静脉弓，然后向上延续为两条浅静脉，即大隐静脉和小隐静脉。

大隐静脉：为全身最长的静脉。起于足背静脉弓内侧端，经内踝前方、小腿内侧面、膝关节内后方至大腿下份内侧面，然后逐渐绕向股部前面上升，至耻骨结节外下方 3～4 cm 处穿阔筋膜的隐静脉裂孔，注入股静脉，汇入处称隐股点。在注入股静脉之前，大隐静脉接受股内侧浅静脉、股外侧浅静脉、腹壁浅静脉、旋髂浅静脉和阴部外静脉等属支。大隐静脉收纳足、小腿和大腿内侧部及大腿前部浅层结构的静脉血。大隐静脉在内踝前方的位置表浅而恒定，是临床做静脉穿刺或切开输液的常用部位。

小隐静脉：起于足背静脉弓外侧端，经外踝后方，沿小腿后面中线上行，至腘窝下角处穿腘筋膜进入腘窝，在腓肠肌两头之间上行一段后注入腘静脉。小隐静脉收纳足外侧部和小腿后面浅层结构的静脉血。

大隐静脉和小隐静脉之间借交通支吻合，两者还借穿静脉与深静脉相交通。浅静脉和穿静脉都有瓣膜，开口朝向深静脉，保证血液经深静脉向心流动。当深静脉回流受阻时，穿静脉瓣膜关闭功能不全，深静脉血反流入浅静脉，可导致下肢静脉曲张。

(2)下肢深静脉：下肢深静脉与下肢动脉及其分支伴行。足和小腿的深静脉有两条，胫前静脉和胫后静脉在腘窝下角处汇合成腘静脉，腘静脉上行穿收肌腱裂孔移行为股静脉。股静脉伴股动脉上行，经腹股沟韧带后方延续为髂外静脉。股静脉通过大隐静脉和与股动脉分支伴行的静脉收集所有下肢浅、深部的静脉血。在腹股沟韧带稍下方，股静脉位于股动脉内侧，位置比较恒定，临床上常在此处做静脉穿刺或插管等操作。

2.盆部的静脉

盆部的静脉包括髂外静脉、髂内静脉和髂总静脉。

(1)髂外静脉：髂外静脉在腹股沟韧带深面续于股静脉，沿小骨盆口上缘伴髂外动脉内侧上行，左、右髂外静脉上端分别经左髂内动脉和右髂外动脉后方达骶髂关节前方与髂内静脉汇合成髂总静脉。髂外静脉接受腹壁下静脉和旋髂深静脉。

（2）髂内静脉：髂内静脉沿髂内动脉后内侧上行，与髂外静脉汇合成髂总静脉。髂内静脉由盆部静脉汇合而成，其属支分壁支和脏支，收集同名动脉分布区的静脉血。脏支主要有直肠下静脉、子宫静脉和阴部内静脉等，它们分别起自器官壁内或周围丰富的静脉丛，如直肠静脉丛、膀胱静脉丛、子宫静脉丛等。盆腔静脉丛无瓣膜，相互之间吻合丰富，在器官扩张或受压时有助于血液回流。直肠上部的血液经直肠上静脉注入肠系膜下静脉，直肠下部的血液经直肠下静脉注入髂内静脉，肛管的静脉血经肛静脉、阴部内静脉注入髂内静脉，故直肠静脉丛是沟通肝门静脉和腔静脉系的交通之一。另外，骶静脉丛可经椎内外静脉丛与颅内的静脉交通，盆腔内的前列腺癌、卵巢癌等可经此途径扩散至颅内。

（3）髂总静脉：髂总静脉由髂外静脉和髂内静脉在骶髂关节前方汇合而成。两侧髂总静脉伴髂总动脉上行至第 5 腰椎体右前方汇合成下腔静脉。左侧髂总静脉长而斜，依次经过左髂总动脉内侧和右髂总动脉后方；右髂总静脉短而垂直，依次经过髂总动脉后方和外侧。髂总静脉接受髂腰静脉和骶外侧静脉，左髂总静脉还接受骶正中静脉。

3.腹部的静脉

（1）下腔静脉：下腔静脉由左、右髂总静脉在第 5 腰椎体右前方汇合成，沿腹主动脉右侧和脊柱前方上行，经肝的腔静脉沟，穿膈的腔静脉孔入胸腔中纵隔，再穿纤维性心包，注入右心房的后下部。在腹部，下腔静脉的前方自下而上依次为右髂总动脉、肠系膜根、右睾丸（卵巢）动脉、十二指肠水平部、胰头、胆总管、肝门静脉、肝；后方为第 1～4 腰椎、右膈脚、右交感干、右肾动脉、右腰动脉和右肾上腺动脉；右侧与髂腰肌、右肾上腺、右肾和右输尿管为邻；左侧为腹主动脉。胸部段较短，约为 2.5 cm。

下腔静脉的属支分壁支和脏支，多数与同名动脉伴行。壁支有膈下静脉、腰静脉，脏支有肾静脉、右肾上腺静脉、右睾丸（卵巢）静脉和肝静脉等。①腰静脉：有 4 对，收集腹壁、背部及脊柱的静脉血。腰静脉之间的纵支在横突前方连成腰升静脉，两侧向上分别延续为奇静脉和半奇静脉，向下与髂总静脉和髂腰静脉交通，是沟通上、下腔静脉系统的侧支循环途径之一。②肾静脉：起自肾门，经肾动脉前面向内行，注入下腔静脉。左肾静脉比右肾静脉长，跨过腹主动脉前面，同时还收纳左肾上腺静脉、左睾丸（或卵巢）静脉。③肾上腺静脉：右侧注入下腔静脉，左侧注入左肾静脉。④睾丸静脉：起自睾丸，和附睾的静脉一起吻合成蔓状静脉丛，与输精管及睾丸动脉伴行并参与构成精索，经腹股沟管进入腹腔。然后汇合成睾丸静脉，伴睾丸动脉沿腰大肌表面上行，右侧以锐角直接注入下腔静脉，左侧以直角注入左肾静脉。睾丸静脉虽有瓣膜，但也会发生静脉血回流不畅导致精索静脉曲张，严重者可导致不育。由于左侧睾丸静脉垂直注入左肾静脉，途径较远；再加之上行过程中有乙状结肠跨过，易受压迫，故左睾丸静脉回流阻力较大，静脉曲张比右侧常见。⑤卵巢静脉：起自卵巢静脉丛，经卵巢悬韧带沿腹后壁上行，行程和注入同睾丸静脉。⑥肝静脉：由肝内小叶下静脉汇合而成，一般有3条(肝左静脉、肝右静脉和肝中静脉)，在腔静脉沟上部汇入下腔静脉。肝右叶和尾状叶的一些小静脉有时在腔静脉沟的下部单独注入下腔静脉。肝静脉缺乏静脉瓣，而且管壁被固定于肝实质内，故肝损伤时出血较多。

下腔静脉的变异包括左下腔静脉、双下腔静脉和下腔静脉肝后段缺如等。变异的下腔静脉起点、行径、注入部位及与周围器官的毗邻关系等都不同于正常人，在影像诊断和手术时都应注意甄别或防止将其损伤。

(2)肝门静脉系：肝门静脉系由肝门静脉及其属支组成，收纳腹盆部消化道(食管腹段至直肠上段)、胰、胆囊及脾的静脉血，注入肝。

肝门静脉：长为6～8 cm，一般由脾静脉和肠系膜上静脉在胰颈后方汇合而成，向右上经胰颈、十二指肠上部后方和下腔静脉前方进入肝十二指肠韧带内上行，至第1肝门处分为左、右两支，分别进入肝左、右叶。肝门静脉在肝内反复分支，最终注入肝血窦，在此和来自肝固有动脉的血液混合，然后经肝静脉注入下腔静脉。因此，肝门静脉起始端和终末端都是毛细血管。另外，肝门静脉没有静脉瓣，当回流受阻塞时，血液则可经属支反流，导致肝门静脉高压症。正常人肝门静脉的血液占入肝血量的70%。在肝十二指肠韧带内，肝门静脉左前方是肝固有动脉，右前方是胆总管，后方借网膜孔与下腔静脉为邻。

肝门静脉的属支包括脾静脉、肠系膜上静脉、肠系膜下静脉、胃左静脉、胃右静脉、胆囊静脉和附脐静脉等。除胆囊静脉和附脐静脉外，其他属支与各自的同名动脉伴行。①脾静脉：在脾门处由数条脾支汇合而成，沿胰后面上分于脾动脉稍下方向右行，至胰颈后方与肠系膜上静脉汇合成肝门静脉。其属支有胃短静脉、胃网膜左静脉、胰静脉。脾静脉收集脾、胰及部分胃的静脉血，还常收纳肠系膜下静脉。②肠系膜上静脉：在右髂窝处由空、回肠静脉和阑尾静脉汇合而成，在肠系膜内伴肠系膜上动脉右侧上行，经十二指肠水平部的前面至胰颈的后方与脾静脉汇合形成肝门静脉。肠系膜上静脉收集十二指肠至结肠左曲以上肠管、部分胃和胰腺的静脉血。③肠系膜下静脉：起自直肠的直肠上静脉，沿腰大肌前面伴肠系膜下动脉左侧上升，至胰体后面注入脾静脉，或注入脾静脉与肠系膜上静脉汇合处。肠系膜下静脉收集降结肠、乙状结肠及直肠上部的静脉血。④胃左静脉(胃冠状静脉):与同名动脉伴行,沿胃小弯向左走行,至贲门处转向后,经网膜囊后方向右注入肝门静脉。在贲门处,胃左静脉接受食管静脉丛的小支汇入,从而使门静脉系和上腔静脉系沟通。胃左静脉收集胃及食管下段的静脉血。⑤胃右静脉:与同名动脉伴行,沿胃小弯向右走行,汇入肝门静脉。胃右静脉常接受幽门前静脉的汇入,后者经幽门和十二指肠交界处前面上升,在手术中常用以确定幽门和十二指肠上部的位置。胃右静脉收纳同名动脉分布区的血液。⑥胆囊静脉:起自胆囊,与胆囊管伴行,注入肝门静脉或肝门静脉右支。⑦附脐静脉:为数条细小的静脉,起于脐周静脉网,沿肝圆韧带走行,汇入门静脉或其左支。

肝门静脉与上、下腔静脉之间的吻合:肝门静脉与腔静脉系统之间存在广泛的侧支吻合在正常情况下,肝门静脉和上、下腔静脉系之间的这些吻合支细小,血流量少。当肝门静脉血流受阻时(如肝门静脉高压症),这些吻合则开放形成侧支循环,使肝门静脉系统部分血液经上述交通途径流入上、下腔静脉。①食管静脉丛:沟通肝门静脉系的胃左静脉、胃短静脉、胃底静脉和上腔静脉系的奇静脉和半奇静脉。②直肠静脉丛:沟通肝门静脉系的直肠上静脉和下腔静脉系的直肠下静脉及肛静脉。③脐周静脉网:沟通肝门静脉系的附脐静脉和上腔静脉系的胸腹壁静脉及腹壁上静脉,以及下腔静脉系的腹壁浅静脉和腹壁下静脉。④Retzius 静脉:肝门静脉系统的脾静脉,肠系膜上、下静脉及升、降结肠和十二指肠、胰、肝等脏器的小静脉,在腹膜后肝裸区与腔静脉系统的腰静脉、低位的肋间后静脉、膈下静脉及睾丸静脉等相吻合,形成 Retzius 静脉。

第四节　毛细血管

毛细血管为管径最细、分布最广的血管,它们分支并相互吻合成网。不同组织和器官的毛细血管网的疏密程度不同,在代谢旺盛的组织和器官,如骨骼肌、心、肝、肾和一些腺体等,毛细血管网稠密;而在代谢较低的组织和器官,如骨、肌腱和韧带等,毛细血管网则较稀疏。而上皮、软骨和角膜则无毛细血管。

一、毛细血管的基本组织学结构

毛细血管的管径一般为 6～8 μm,毛细血管的管壁主要由内皮细胞和基膜组成，细的毛细血管管壁仅由1个内皮细胞围成，较粗的毛细血管管壁可由2～3个内皮细胞围成；内皮外有一层很薄的基膜，基膜只有基板，基膜外有少许结缔组织。在内皮与基板之间散在分布着一种扁平而有突起的细胞，其突起紧贴在内皮细胞基底面，称为周细胞。周细胞功能尚不清楚，有学者认为，此细胞主要是起机械性支持的作用，并有收缩功能，参与调节毛细血管血流；也有学者认为，周细胞是未分化的细胞，在毛细血管受损时，周细胞可增殖分化为内皮细胞和成纤维细胞，参与组织再生。

二、毛细血管的分类

各种组织和器官中的毛细血管在光镜下的结构均相似。但在电镜下，根据内皮细胞和基膜的结构特点，可将毛细血管分为3型：连续毛细血管、有孔毛细血管和血窦。

（一）连续毛细血管

连续毛细血管的管壁有一层连续的内皮细胞，内皮细胞完整无孔，细胞间有紧密连接封闭了细胞间隙，基膜完整，胞质内有许多质膜小泡。质膜小泡直径为60～70 nm，由细胞游离面或基底面的细胞膜内凹形成，然后转运到对侧，以胞吐方式释放内容物。因此，连续毛细血管主要以质膜小泡方式在血液与组织液间进行物质交换。连续毛细血管分布于结缔组织、肌组织、中枢神经系统和肺等处。

（二）有孔毛细血管

有孔毛细血管的特点是内皮细胞不含核的部分极薄，内皮细胞上可见许多贯穿胞质的孔，直径一般为60～80 nm，许多器官的毛细血管的孔有4～6 nm厚的隔膜封闭。内皮细胞基底面有连续的基膜。有孔毛细血管主要分布于胃肠黏膜、肾血管球和某些内分泌腺等处。肾血管球内皮细胞的孔无隔膜。

（三）血窦

血窦又称窦状毛细血管，管腔大且形状不规则，内皮细胞有孔但无隔膜，细胞间常有较大的间隙，也称不连续毛细血管。基膜可以连续或不连续，甚至没有。血窦主要分布于肝、脾、骨髓和某些内分泌腺，不同器官内的血窦结构常有较大差别，如某些内分泌腺的血窦，内皮细胞有孔，基膜连续；肝的血窦，内皮细胞有孔，细胞间隙较宽，基膜不连续或没有基膜；脾的血窦，不同于一般血窦，其内皮细胞呈杆状，细胞间的间隙也较大，内皮细胞外有网状纤维环绕形成栅栏状

结构，基膜不完整。

三、毛细血管的功能

毛细血管是血液与周围组织进行物质交换的主要部位，具有管壁薄、面积大、血流速度缓慢、通透性强等特点，这些特点是进行物质交换的有利条件。研究表明，氧、二氧化碳、葡萄糖、氨基酸、电解质等，主要通过简单扩散、渗透和主动转用等方式通过毛细血管壁；一些大分子物质，如血浆蛋白、激素、抗体等通过质膜小泡、内皮细胞的孔或内皮细胞之间的间隙，由毛细血管内皮的一侧运至另一侧。

毛细血管的通透性受许多因素影响，在生理或病理情况下都有很大变化。如组胺、5-羟色胺、酸性代谢产物局部堆积、温度升高等，都可使毛细血管壁的通透性增强；维生素 C 缺乏时，基膜和胶原纤维形成障碍，使其减少或消失，从而引起毛细血管性出血。

毛细血管除物质交换功能外，还可参与某些物质的合成和代谢活性的转变；在抗血栓过程中，内皮细胞产生的抗凝剂和抗血栓成分也起到重要的作用。

第二章　心血管疾病常见症状与体征

第一节　心　　悸

心悸是患者自觉心慌、心跳的一种症状。当心率加快时多伴有心前区不适感，心率缓慢时则感搏动有力。心悸时心率可快、可慢，也可有心律失常、心搏增强，部分患者心率和心律亦可正常。

一、发生机制

心悸发生机制尚未完全清楚，一般认为心脏活动过度是心悸发生的基础，常与心率及心搏出量改变有关。

在心动过速时，舒张期缩短、心室充盈不足，当心室收缩时心室肌与心瓣膜的紧张度突然增加，可引起心搏增强而感心悸。

心律失常如期前收缩，在一个较长的代偿期之后的心室收缩，往往强而有力，这时患者可出现心悸。心悸出现与心律失常出现及存在时间长短有关，如突然发生的阵发性心动过速，心悸往往较明显，而在慢性心律失常，如心房颤动，患者可因逐渐适应而无明显心悸。

心悸的发生常与精神因素及注意力有关，焦虑、紧张及注意力集中时易于出现。心悸可见于心脏病者，但与心脏病不能完全等同，心悸患者不一定患有心脏病，反之心脏病患者也可不发生心悸。

二、病因

(一)心脏搏动增强

心脏收缩力增强引起的心悸，可分为生理性心悸或病理性心悸。

1.生理性心悸

生理性心悸见于下列情况。

(1)健康人在剧烈运动或精神过度紧张时。

(2)饮酒、进食浓茶或咖啡后。

(3)应用某些药物:如肾上腺素、麻黄碱、咖啡因、阿托品、甲状腺片等。

2.病理性心悸

病理性心悸见于下列情况。

(1)心室肥大:高血压心脏病、各种原因所致的主动脉瓣关闭不全、风湿性二尖瓣关闭不全等引起的左心室肥大,心脏收缩力增强,可引起心悸;动脉导管未闭、室间隔缺损回流量增多,增加心脏的工作量,导致心室增大,也可引起心悸;此外脚气性心脏病,因微小动脉扩张,阻力降低,回心血流增多,心脏工作量增加,也可出现心悸。

(2)其他引起心脏搏出量增加的疾病。①甲状腺功能亢进症:由于基础代谢与交感神经兴奋性增高,导致心率加快;②贫血:以急性失血时心悸为明显,贫血时血液携氧量减少,器官及组织缺氧,机体为保证氧的供应,通过增加心率,提高心排血量来代偿,于是心率加快导致心悸;③发热时基础代谢率增高,心率加快,心排血量增加,也可引起心悸;④其他:低血糖症、嗜铬细胞瘤引起的肾上腺素释放增多,心率加快,也可发生心悸。

(二)心律失常

心动过速、过缓或心律不齐时,均可出现心悸。

1.心动过速

各种原因引起的窦性心动过速、阵发性室上性或室性心动过速等,均可发生心悸。

2.心动过缓

高度房室传导阻滞(二度、三度房室传导阻滞)、窦性心动过缓或病态窦房结综合征,由于心率缓慢,舒张期延长,心室充盈度增加,心搏强而有力,引起心悸。

3.心律失常

房性或室性的期前收缩、心房颤动,由于心脏跳动不规则或有一段间歇,使患者感到心悸甚至有停跳感觉。

(三)心脏神经官能症

由自主神经功能紊乱所引起,心脏本身并无器质性病变,多见于青年女性。

临床表现除心悸外尚有心率加快、心前区或心尖部隐隐作痛以及疲乏、失眠、头晕、头痛、耳鸣、记忆力减退等神经衰弱表现，且在焦虑、情绪激动等情况下更易发生。肾上腺素能受体反应亢进综合征也与自主神经功能紊乱有关，易在紧张时发生，其表现除心悸、心动过速、胸闷、头晕外尚可有心电图的一些改变，如出现窦性心动过速，轻度 ST 段下移及 T 波平坦或倒置，其易与心脏器质性病变相混淆。

三、伴随症状

（一）伴心前区痛

心前区痛见于冠状动脉硬化性心脏病（如心绞痛、心肌梗死）、心肌炎、心包炎，亦可见于心脏神经官能症等。

（二）伴发热

发热见于急性传染病、风湿热、心肌炎、心包炎、感染性心内膜炎等。

（三）伴晕厥或抽搐

晕厥或抽搐见于高度房室传导阻滞、心室颤动或阵发性室性心动过速、病态窦房结综合征等。

（四）伴贫血

贫血见于各种原因引起的急性失血，此时常有虚汗、脉搏微弱、血压下降或休克，慢性贫血则心悸多在劳累后较明显。

（五）伴呼吸困难

呼吸困难见于急性心肌梗死、心包炎、心肌炎、心力衰竭、重症贫血等。

（六）伴消瘦及出汗

消瘦及出汗见于甲状腺功能亢进症。

第二节　发　　绀

发绀是指血液中还原血红蛋白增多，使皮肤、黏膜呈青紫色的表现。广义的发绀还包括少数由异常血红蛋白衍化物（高铁血红蛋白、硫化血红蛋白）所致皮肤黏膜青紫现象。发绀在皮肤较薄、色素较少和毛细血管丰富的部位，如口唇、鼻尖、颊部与甲床等处较为明显，易于观察。

一、发生机制

发绀是由血液中还原血红蛋白绝对含量增多所致。还原血红蛋白浓度可用血氧的未饱和度表示。正常动脉血氧未饱和度为5%，静脉内血氧未饱和度为30%，毛细血管中血氧未饱和度约为前二者的平均数。每1 g血红蛋白约与1.34 mL氧结合。当毛细血管血液的还原血红蛋白量超过50 g/L时，皮肤黏膜即可出现发绀。

临床实践表明，此学说不完全可靠，因为以正常血红蛋白浓度150 g/L计算，50 g/L为还原血红蛋白时，提示已有1/3血红蛋白不饱和。当动脉血氧饱和度为66%时，相应动脉血氧分压已降低至4.5 kPa(34 mmHg)的危险水平。

二、病因与临床表现

由于病因不同，发绀可分为血液中还原血红蛋白增多和血液中存在异常血红蛋白衍化物两大类。

(一)血液中还原血红蛋白增多

1.中心性发绀

此类发绀是由心、肺疾病导致动脉血氧饱和度降低引起。发绀的特点是全身性的，除四肢与面颊外，亦见于黏膜(包括舌及口腔黏膜)与躯干的皮肤，但皮肤温暖。中心性发绀又可分为以下2种。

(1)肺性发绀：见于各种严重呼吸系统疾病，如呼吸道(喉、气管、支气管)阻塞、肺部疾病(肺炎、阻塞性肺气肿、弥漫性肺间质纤维化、肺淤血、肺水肿、急性呼吸窘迫综合征)和肺血管疾病(肺栓塞、原发性肺动脉高压、肺动静脉瘘)等，其发生机制是由于呼吸功能衰竭，通气或换气(通气/血流比例、弥散)功能障碍，肺氧合作用不足，致体循环血管中还原血红蛋白含量增多而出现发绀。

(2)心性混血性发绀：见于发绀型先天性心脏病，如法洛四联症、艾森门格综合征等，其发绀机制是由于心与大血管之间存在异常通道，部分静脉血未通过肺进行氧合作用，即经异通道分流混入体循环动脉血中，如分流量超过心排血量的1/3时，即可引起发绀。

2.周围性发绀

此类发绀是由周围循环血流障碍所致，发绀特点是发绀常见于肢体末梢与下垂部位，如肢端、耳垂与鼻尖，这些部位的皮肤温度低、发凉，若按摩或加温耳垂与肢端,使其温暖,发绀即可消失。此点有助于与中心性发绀相鉴别,后者即使按摩或加温青紫也不消失。周围性发绀又可分为2种。

(1)淤血性周围性发绀:如右心衰竭、渗出性心包炎、心脏压塞、缩窄性心包炎、局部静脉病变(血栓性静脉炎、上腔静脉综合征、下肢静脉曲张)等,其发生机制是因体循环淤血、周围血流缓慢,氧在组织中被过多摄取所致。

(2)缺血性周围性发绀:常见于重症休克,由于周围血管痉挛收缩及心排血量减少,循环血容量不足,血流缓慢,周围组织血流灌注不足、缺氧,致皮肤黏膜呈青紫、苍白。

局部血循环障碍,如血栓闭塞性脉管炎、雷诺现象、肢端发绀症、冷球蛋白血症、网状青斑、严重受寒等,由于肢体动脉阻塞或末梢小动脉强烈痉挛、收缩,可引起局部冰冷、苍白与发绀。真性红细胞增多症所致发绀亦属周围性,除肢端外口唇亦可发绀。其发生机制是由红细胞过多,血液黏稠,致血流缓慢,周围组织摄氧过多,还原血红蛋白含量增高所致。

3.混合性发绀

中心性发绀与周围性发绀并存,可见于心力衰竭(左心衰竭、右心衰竭和全心衰竭),因肺淤血或支气管、肺病变,致肺内氧合不足以及周围血流缓慢,毛细血管内血液脱氧过多所致。

(二)血液中存在异常血红蛋白衍化物

1.药物或化学物质中毒所致的高铁血红蛋白血症

由于血红蛋白分子的二价铁被三价铁所取代,致失去与氧结合的能力,当血中高铁血红蛋白含量达30 g/L时,即可出现发绀。此种情况通常由伯氨喹、亚硝酸盐、氯酸钾、次硝酸铋、磺胺类、苯丙砜、硝基苯、苯胺等中毒引起。其发绀特点是急骤出现,暂时性,病情严重,经过氧疗青紫不减,抽出的静脉血呈深棕色,暴露于空气中也不能转变成鲜红色,若静脉注射亚甲蓝溶液、硫代硫酸钠或大剂量维生素C,均可使青紫消退。分光镜检查可证明血中高铁血红蛋白的存在。由于大量进食含有亚硝酸盐的变质蔬菜,而引起的中毒性高铁血红蛋白血症,也可出现发绀,称“肠源性青紫症”。

2.先天性高铁血红蛋白血症

患者自幼即有发绀,有家族史,而无心肺疾病及引起异常血红蛋白的其他原因,身体一般健康状况较好。此外,有所谓特发性阵发性高铁血红蛋白血症,见于女性,发绀与月经周期有关,机制未明。

3.硫化血红蛋白血症

硫化血红蛋白并不存在于正常红细胞中。凡能引起高铁血红蛋白血症的药物或化学物质也能引起硫化血红蛋白血症，但须患者同时有便秘或服用硫化物（主要为含硫的氨基酸），在肠内形成大量硫化氢为先决条件。所服用的含氮化合物或芳香族氨基酸则起触媒作用，使硫化氢作用于血红蛋白，而生成硫化血红蛋白，当血中含量达 5 g/L 时，即可出现发绀。发绀的特点是持续时间长，可达几个月或更长时间，因硫化血红蛋白一经形成，不论在体内或体外均不能恢复为血红蛋白，而红细胞寿命仍正常；患者血液呈蓝褐色，分光镜检查可确定硫化血红蛋白的存在。

三、伴随症状

（一）伴呼吸困难

常见于重症心、肺疾病和急性呼吸道阻塞、气胸等；先天性高铁血红蛋白血症和硫化血红蛋白血症虽有明显发绀，但一般无呼吸困难。

（二）伴杵状指（趾）

病程较长，主要见于发绀型先天性心脏病及某些慢性肺部疾病。

（三）急性起病伴意识障碍和衰竭表现

见于某些药物或化学物质急性中毒、休克、急性肺部感染等。

第三节　呼吸困难

呼吸困难是指患者主观上感到氧气不足、呼吸费力；客观上表现为用力呼吸，重者鼻翼翕动、张口耸肩，甚至出现发绀，并伴有呼吸频率、深度与节律的异常。

一、病因

引起呼吸困难的原因主要是呼吸系统和心血管系统疾病。

（一）肺源性呼吸困难

1.气道阻塞

咽后壁脓肿、喉头水肿、支气管哮喘、慢性阻塞性肺疾病及喉、气管与支气管的炎症、水肿、肿瘤或异物所致狭窄或阻塞，主动脉瘤压迫等。

2.肺疾病

如大叶性或支气管肺炎、肺脓肿、肺气肿、肺栓塞、肺淤血、肺水肿、肺泡炎、弥漫性肺间质纤维化、肺不张、细支气管肺泡癌等。

3.胸膜疾病

胸腔积液、气胸、胸膜肿瘤、胸膜肥厚粘连、脓胸等。

4.胸廓疾病

如严重胸廓脊柱畸形、气胸、大量胸腔积液和胸廓外伤等。

5.神经肌肉疾病

如脊髓灰质炎病变累及颈髓、急性多发性神经根神经炎和重症肌无力累及呼吸肌，药物（肌松药、氨基苷类药等）导致呼吸肌麻痹等。

6.膈运动障碍

纵隔气肿、纵隔肿瘤、急性纵隔炎、膈麻痹、高度鼓肠、大量腹水、腹腔巨大肿瘤、胃扩张和妊娠末期等。

（二）心源性呼吸困难

风湿性心脏病、缩窄性心包炎、心肌炎、心肌病、急性心肌梗死、肺心病等所致心力衰竭、心脏压塞、原发性肺动脉高压和肺栓塞等。

（三）血液和内分泌系统疾病

重度贫血、高铁血红蛋白血症、硫化血红蛋白血症、甲状腺功能亢进或减退、原发性肾上腺功能减退症等。

（四）神经精神因素

脑血管意外、脑水肿、颅内感染、颅脑肿瘤、脑膜炎等致呼吸中枢功能障碍；精神因素所致呼吸困难，如癔症等。

（五）中毒性呼吸困难

酸中毒、一氧化碳中毒、氰化物中毒、亚硝酸盐中毒、吗啡类药物中毒、农药中毒、尿毒症糖尿病酮症酸中毒等。

二、发生机制及临床表现

从发生机制及症状表现分析，将呼吸困难分为如下几种类型。

（一）肺源性呼吸困难

肺源性呼吸困难是由呼吸系统疾病引起通气、换气功能障碍，导致缺氧和

(或)二氧化碳潴留所引起的。临床上分为3种类型。

1.吸气性呼吸困难

特点是吸气费力,重者由于呼吸肌极度用力,胸腔负压增大,吸气时胸骨上窝、锁骨上窝和肋间隙明显凹陷,称“三凹征”,常伴有干咳及高调吸气性喉鸣。吸气性呼吸困难见于各种原因引起的喉、气管、大支气管的狭窄与阻塞:①喉部疾病,如急性喉炎、喉水肿、喉痉挛、喉癌、白喉会厌炎等;②气管疾病,如气管肿瘤、气管异物或气管受压(甲状腺肿大、淋巴结肿大或主动脉瘤压迫等)。

2.呼气性呼吸困难

特点是呼气费力,呼气时间明显延长,常伴有干啰音。这主要是由肺泡弹性减弱和(或)小支气管狭窄阻塞(痉挛或炎症)所致;当有支气管痉挛时,可听到哮鸣音。呼气性呼吸困难常见于支气管哮喘、喘息型慢性支气管炎、弥漫性细支气管炎和慢性阻塞性肺气肿合并感染等。此外,后者由于肺泡通气/血流比例失调和弥散膜面积减少,严重时导致缺氧、发绀、呼吸增快。

3.混合性呼吸困难

特点是吸气与呼气均感费力,呼吸频率增快、变浅,常伴有呼吸音异常(减弱或消失),可有病理性呼吸音。其原因是由肺部病变广泛或胸腔病变压迫,致呼吸面积减少,影响换气功能所致。混合性呼吸困难常见于重症肺结核、大面积肺不张、大块肺栓塞、肺尘埃沉着症、肺泡炎、弥漫性肺间质纤维化、肺泡蛋白沉着症、大量胸腔积液、气胸、膈肌麻痹和广泛显著胸膜增厚等。后者发生呼吸困难主要与胸壁顺应性降低,呼吸运动受限,肺通气明显减少,肺泡氧分压降低引起缺氧有关。

(二)心源性呼吸困难

主要由左心衰竭和右心衰竭引起,两者发生机制不同,左心衰竭所致呼吸困难较为严重。

1.左心衰竭

左心衰竭引发呼吸困难的主要原因是肺淤血和肺泡弹性降低。其发生机制:①肺淤血,使气体弥散功能降低。②肺泡张力增高,刺激牵张感受器,通过迷走神经反射兴奋呼吸中枢。③肺泡弹性减退,其扩张与收缩能力降低,肺活量减少。④肺循环压力升高对呼吸中枢的反射性刺激。

急性左心衰竭时,常出现阵发性呼吸困难,多在夜间睡眠中发生,称为夜间阵发性呼吸困难。其发生机制:①睡眠时迷走神经兴奋性增高,冠状动脉收缩,心肌供血减少，心功能降低。②小支气管收缩，肺泡通气减少。③仰卧位时肺活量减少，下半身静脉回心血量增多，致肺淤血加重。④呼吸中枢敏感性降低，对肺淤血引起的轻度缺氧反应迟钝，当淤血程度加重、缺氧明显时，才刺激呼吸中枢做出应答反应。

发作时，患者常于熟睡中突感胸闷憋气惊醒，被迫坐起，惊恐不安，伴有咳嗽，轻者数分钟至数十分钟后症状逐渐减轻、缓解；重者高度气喘、面色青紫、大汗，呼吸有哮鸣声，咳浆液性粉红色泡沫样痰，两肺底部有较多湿啰音，心率增快，可有奔马律。此种呼吸困难，又称“心源性哮喘”，常见于高血压性心脏病、冠状动脉性心脏病、风湿性心瓣膜病、心肌炎和心肌病等。

2.右心衰竭

右心衰竭引发呼吸困难的原因主要是体循环淤血所致。其发生机制：①右心房与上腔静脉压升高，刺激压力感受器反射性地兴奋呼吸中枢。②血氧含量减少以及乳酸、丙酮酸等酸性代谢产物增多，刺激呼吸中枢。③淤血性肝大、腹水和胸腔积液，使呼吸运动受限，肺受压气体交换面积减少。

(三)中毒性呼吸困难

在急、慢性肾衰竭，糖尿病酮症酸中毒和肾小管性酸中毒时，血中酸性代谢产物增多，强烈刺激颈动脉窦-主动脉体化学感受器或直接兴奋、强烈刺激呼吸中枢，从而导致出现深长、规则的呼吸，可伴有鼾声，称为酸中毒大呼吸(Kussmaul 呼吸)。

急性感染和急性传染病时，由于体温升高和毒性代谢产物的影响，兴奋呼吸中枢，使呼吸频率增快。

某些药物和化学物质(如吗啡类、巴比妥类、苯二氮䓬类药物和有机磷杀虫药)中毒时，呼吸中枢受抑制，致呼吸变缓慢、变浅，且常有呼吸节律异常如Cheyne-Stokes 呼吸或 Biots 呼吸。

某些毒物可作用于血红蛋白，如一氧化碳中毒时，一氧化碳与血红蛋白结合成碳氧血红蛋白；亚硝酸盐和苯胺类中毒时，可使血红蛋白转变为高铁血红蛋白，失去携氧功能致组织缺氧。氰化物和含氰化物较多的苦杏仁、木薯中毒时，氰离子抑制细胞色素氧化酶的活性，影响细胞的呼吸作用，导致组织缺氧，可引起呼吸困难，严重时可引起脑水肿抑制呼吸中枢。

(四)神经精神性呼吸困难

重症颅脑疾病如颅脑外伤、脑出血、脑炎、脑膜炎、脑脓肿及脑肿瘤等，呼吸中枢因受增高的颅内压和供血减少的刺激，使呼吸变慢变深，并常伴呼吸节律的异常，如呼吸遏制（吸气突然终止）、双吸气（抽泣样呼吸）等。

癔症患者由于精神或心理因素的影响可有呼吸困难发作，其特点是呼吸浅表而频繁，1 分钟可达 60～100 次，并常因通气过度而发生呼吸性碱中毒，出现口周、肢体麻木和手足搐搦，严重时可有意识障碍。

有叹息样呼吸的患者自述呼吸困难，但并无呼吸困难的客观表现，偶然出现一次深大吸气，伴有叹息样呼气，在叹息之后自觉轻快，这实际上是一种神经症的表现。

（五）血液病

重度贫血、高铁血红蛋白血症或硫化血红蛋白血症等，因红细胞携氧减少，血氧含量降低，致呼吸加速，同时心率加快。大出血或休克时，因缺血与血压下降刺激呼吸中枢，也可使呼吸加速。

三、伴随症状

（一）发作性呼吸困难伴有哮鸣音

发作性呼吸困难伴有哮鸣音见于支气管哮喘、心源性哮喘；骤然发生的严重呼吸困难，见于急性喉水肿、气管异物、大块肺栓塞、自发性气胸等。

（二）呼吸困难伴一侧胸痛

呼吸困难伴一侧胸痛见于大叶性肺炎、急性渗出性胸膜炎、肺梗死、自发性气胸、急性心肌梗死、支气管癌等。

（三）呼吸困难伴发热

呼吸困难伴发热见于肺炎、肺脓肿、胸膜炎、急性心包炎、咽后壁脓肿等。

（四）呼吸困难伴咳嗽、咳脓痰

呼吸困难伴咳嗽、咳脓痰见于慢性支气管炎、阻塞性肺气肿并发感染、化脓性肺炎肺脓肿、支气管扩张症并发感染等，后二者脓痰量较多；呼吸困难伴大量浆液性泡沫样痰，见于急性左心衰竭和有机磷杀虫药中毒。

（五）呼吸困难伴昏迷

呼吸困难伴昏迷见于脑出血、脑膜炎、尿毒症、糖尿病酮症酸中毒、肺性脑病、急性中毒等。

第四节 水 肿

人体组织间隙有过多的液体积聚使组织肿胀称为水肿。水肿可分为全身性水肿与局部性水肿。当液体在体内组织间隙呈弥漫性分布时呈全身性水肿(常为凹陷性);液体积聚在局部组织间隙时呈局部性水肿;发生于体腔内称积液,如胸腔积液、腹水、心包积液。一般情况下,水肿这一术语,不包括内脏器官局部的水肿,如脑水肿、肺水肿等。

一、发生机制

在正常人体中,一方面血管内液体不断地从毛细血管小动脉端滤出,至组织间隙成为组织液,另一方面组织液又不断地从毛细血管小静脉端回吸入血管中。两者经常保持动态平衡,因而组织间隙无过多液体积聚。

保持这种平衡的主要因素:①毛细血管内静水压;②血浆胶体渗透压;③组织间隙机械压力(组织压);④组织液的胶体渗透压。当维持体液平衡的因素发生障碍出现组织间液的生成大于回吸收时,则可产生水肿。

产生水肿的主要因素:①钠与水的潴留,如继发性醛固酮增多症;②毛细血管滤过压升高,如右心衰竭;③毛细血管通透性增高,如急性肾炎;④血浆胶体渗透压降低,如血浆清蛋白减少;⑤淋巴回流受阻,如丝虫病。

二、病因与临床表现

(一)全身性水肿

1.心源性水肿

风心病、冠心病、肺心病等各种心脏病引起右心衰竭时出现。

心源性水肿主要由有效循环血量减少,肾血流量减少,继发性醛固酮增多引起水钠潴留及静脉淤血,毛细血管滤过压增高,组织液回吸收减少所致。前者决定水肿程度,后者决定水肿的部位。水肿程度可由于心力衰竭程度而有不同,可自轻度的踝部水肿以至严重的全身性水肿。

心源性水肿的特点是水肿首先出现于身体下垂部位(下垂部位流体静水压较高)。能起床活动者,水肿最早出现于踝内侧,行走活动后明显,休息后减轻或消失;经常卧床者以腰骶部水肿最为明显。水肿为对称性、凹陷性。此外通常有

颈静脉曲张、肝大、静脉压升高，严重时还出现胸腔积液、腹水等右心衰竭的其他表现。

2.肾源性水肿

见于急慢性肾炎、肾盂肾炎、急慢性肾衰竭等，发生机制主要是由多种因素引起肾排泄水、钠减少，导致水钠潴留，细胞外液增多，毛细血管静水压升高，引起水肿。水钠潴留是肾性水肿的基本机制。导致水钠潴留的因素：①肾小球超滤系数及滤过率下降，而肾小管回吸收钠增加（球-管失衡），导致水钠潴留。②大量蛋白尿致低蛋白血症，血浆胶体渗透压下降致使水分外渗。③肾实质缺血，刺激肾素-血管紧张素-醛固酮系统，醛固酮活性增高，导致水钠潴留。④肾内前列腺素产生减少，致使肾排钠减少。

肾源性水肿水肿特点是疾病早期晨间起床时有眼睑与颜面水肿，以后发展为全身水肿（肾病综合征时为重度水肿）。常有尿改变、高血压、肾功能损害的表现。

3.肝源性水肿

任何肝脏疾病引起血浆清蛋白明显下降时均可引起水肿。

失代偿期肝硬化主要表现为腹水，也可首先出现踝部水肿，逐渐向上蔓延，而头、面部及上肢常无水肿。

门脉高压症、低蛋白血症、肝淋巴液回流障碍、继发醛固酮增多等因素是水肿与腹水形成的主要机制。肝硬化在临床上主要有肝功能减退和门脉高压两个方面表现。

4.营养不良性水肿

慢性消耗性疾病长期营养缺乏、神经性厌食、胃肠疾病、妊娠呕吐、消化吸收障碍、重度烧伤、排泄或丢失过多、蛋白质合成障碍等所致低蛋白血症或 B 族维生素缺乏均可产生水肿。

营养不良性水肿特点是水肿发生前常有消瘦、体重减轻等表现。皮下脂肪减少所致组织松弛，组织压降低，加重了水肿液的潴留。水肿常从足部开始逐渐蔓延至全身。

5.其他原因的全身水肿

（1）黏液性水肿时产生非凹陷性水肿（由于组织液所含蛋白量较高），颜面及下肢水肿较明显。

（2）特发性水肿为一种原因不明或原因尚未确定的综合征，多见于妇女，特点为月经前 7～14 天出现眼睑、踝部及手部轻度水肿，可伴乳房胀痛及盆腔沉重感，月经后水肿逐渐消退。

(3)药物性水肿，可见于糖皮质激素、雄激素、雌激素、胰岛素、萝芙木制剂、甘草制剂等疗程中。

(4)内分泌性水肿，腺垂体功能减退症、黏液性水肿、皮质醇增多症、原发性醛固酮增多症等。

(5)其他可见于妊娠中毒症、硬皮病、血管神经性水肿等。

(二)局部性水肿

(1)局部炎症所致水肿为最常见的局部水肿，见于丹毒、疖肿、蛇毒中毒等。

(2)淋巴回流障碍性水肿多见于丝虫病、非特发性淋巴管炎、肿瘤等。

(3)静脉阻塞性水肿常见于肿瘤压迫或肿瘤转移、静脉血栓形成、血栓性静脉炎、上腔或下腔静脉阻塞综合征等。

(4)变态反应性水肿见于荨麻疹、血清病以及食物、药物等引起的变态反应等。

(5)血管神经性水肿属变态反应或神经源性病变，部分病例与遗传有关。

三、伴随症状

(1)水肿伴肝大可为心源性、肝源性与营养不良性水肿，而同时有颈静脉曲张者则为心源性水肿。

(2)水肿伴重度蛋白尿常为肾源性水肿，而轻度蛋白尿也可见于心源性水肿。

(3)水肿伴呼吸困难与发绀常提示由心脏病、上腔静脉阻塞综合征等所致。

(4)水肿与月经周期有明显关系可见于特发性水肿。

(5)水肿伴失眠、烦躁、思想不集中等见于经前期紧张综合征。

第三章 心律失常

第一节 窦性心律失常

窦性心律失常为窦房结发出的激动显著不规律，使心房和心室的节律也不规则。窦性心律基本规则，安静时在正常成人其频率为 60～100 次/分，随年龄增长而减慢。由窦房结冲动形成过快、过慢或不规则，或窦房结冲动传导障碍所致心律失常称为窦性心律失常。

一、窦性心动过速

(一)病因

窦性心动过速的病因包括生理因素和病理因素。其中，生理因素包括运动、情绪激动、饱餐、饮浓茶、咖啡、吸烟、饮酒等可使交感神经兴奋，心跳加快。体位改变如立位时交感神经兴奋，心率也加快；卧位时心率则减慢。生理因素所致的窦性心动过速常为一过性，持续时间较短。

引起窦性心动过速的病理因素则包括以下几个方面。

(1)心力衰竭：尤其在心力衰竭的早期，心率常增快。

(2)甲状腺功能亢进症(甲亢)：大多数甲亢患者有窦性心动过速，心率一般在 100～120 次/分，严重者心率可达到 120～140 次/分。

(3)急性心肌梗死：在急性心肌梗死病程中，窦性心动过速的发生率可达到 30%～40%。

(4)休克：可引起窦性心动过速，在轻度休克时心率可达到 100 次/分以上；重度休克时心率更快，可大于 120 次/分。

(5)急性心肌炎：多数患者可出现与体温升高不成比例的窦性心动过速。

(6)其他器质性心脏病。

(7)其他，如贫血、发热、感染、缺氧、自主神经功能紊乱、心脏手术后等，均可出现窦性心动过速。

(8)药物，如肾上腺素类、阿托品类也能引起窦性心动过速。

(二)临床表现

窦性心动过速心率多为100～150次/分，大多心音有力，或有原发性心脏病的体征，主要表现为心悸，或出汗、头昏、眼花、乏力，或有原发疾病的表现，也可诱发其他心律失常或心绞痛。

(三)诊断

根据病因、临床表现及检查即可诊断窦性心动过速。本病需与房性阵发性心动过速进行鉴别，其鉴别主要靠心电图。其心电图可表现出如下特点。①P波：窦性心动过速时的P波由窦房结发出，P波Ⅱ导联直立，P-aVR倒置，窦性心动过速时的P波较正常窦性心律时的P波振幅稍高，在Ⅱ～Ⅲ导联中更明显，这是因为窦性心动过速时，激动多发生于窦房结的头部，此部位系心房前结间束的起始部位，窦性激动多沿着前结间束下传所致。②PR间期：在0.12～0.20秒。③PP间期：常受自主神经的影响，可有轻度不规则。④QRS波：形态、时限正常，心房率与心室率相等。⑤频率：成人P波频率100～160次/分，多在130次/分左右，个别可达160～180次/分。婴幼儿的心率较成人略高，不同年龄窦性心动过速的诊断标准不同，如1岁以内应大于140次/分，1～6岁应大于120次/分，6岁以上与成人相同，应大于100次/分，通常不超过160次/分。个别婴幼儿的窦性心动过速频率可达230次/分左右。

对于阵发性的窦性心动过速，可通过24小时动态心电图监测，其特点表现如下。①一过性窦性心动过速的窦性P波频率逐渐加快至100次/分以上，持续数秒至数分钟后逐渐减慢至原有水平，心动过速时P波形态与正常窦性P波的形态相同。②持续性窦性心动过速24小时动态心电图记录的P波总数应>14.4万次。③窦性心动过速时24小时动态心电图记录到的其他伴随情况：P波振幅变尖或增高，提示激动起源于窦房结头部；PR段下移系受心房复极波的影响所致；可有不同程度的继发性ST-T改变或原有ST-T改变，当发生窦性心动过速时恢复正常；QT间期缩短；出现快心率依赖型阻滞期前收缩等心律失常。

(四)治疗

窦性心动过速的治疗原则以消除诱因、治疗原发病和对症处理为主。窦性心动过速主要由生理或心外因素所致者,大多不需特殊治疗。窦性心动过速的治疗应主要治疗原发病,必要时辅以对症治疗。如由心力衰竭引起的窦性心动过速,应用洋地黄制剂、利尿药和血管扩张药等。窦性心动过速的纠正,常作为左心衰竭控制的指标之一。

非心力衰竭所致的窦性心动过速的治疗,如甲状腺功能亢进症所引起的窦性心动过速,可以应用β受体阻断药。洋地黄过量也可引起窦性心动过速。以交感神经兴奋和儿茶酚胺增高为主所致的窦性心动过速患者,可选用β受体阻断药、镇静药等。

急性心肌梗死患者合并窦性心动过速时,在无明确的心功能不全时,窦性心律持续＞110次/分时,为减慢心率,可临时试用小剂量β受体阻断药如口服美托洛尔或CCB如口服地尔硫䓬等。

二、窦性心动过缓

(一)病因

窦性心动过缓的病因可分为心内因素和心外因素。心外因素所致的窦性心动过缓,绝大多数伴有迷走神经亢进现象,是神经性的,心率不甚稳定。当自主神经张力改变时,如深呼吸、运动、注射阿托品等后常有心率的变化,PR间期可略有延长。心内因素导致的窦性心动过缓可能是由以下原因引起的。

1.迷走神经兴奋

大多通过神经(主要为迷走神经兴奋)、体液机制经心脏外神经而起作用,或是直接作用于窦房结而引起窦性心动过缓。

2.窦房结功能受损

指由窦房结受损(如炎症、缺血、中毒或退行性变的损害等)而引起的窦性心动过缓。此外,可见于心肌受损如心肌炎、心包炎、心肌硬化等,也可能为一过性的窦房结炎症、缺血及中毒性损害所致。

3.急性心肌梗死

窦性心动过缓的发生率为20%～40%,在急性心肌梗死发病早期发生率最高(特别是下壁梗死)。

(二)临床表现

轻重不一,可呈间歇性发作。多以心率缓慢所致心、脑、肾等脏器血供不足症状为主。轻者乏力、头晕、记忆力差、反应迟钝等，严重者可有黑蒙、晕厥或阿-斯综合征发作。部分严重患者除可引起心悸外，还可加重原有心脏病症状，引起心力衰竭或心绞痛。心排血量过低严重影响肾脏等脏器灌注，还可致少尿等。

(三)诊断与鉴别诊断

窦性心动过缓的心电图表现主要有以下几点。

(1)窦性P波的形态：窦性心动过缓与窦性心动过速时P波形态有较大差异，这是由于窦性心动过缓时窦房结的起搏点多位于尾部，其发出的激动多沿中结间束下传；而窦性心动过速时窦房结的起搏点多位于头部，激动多沿前结间束下传。虽然窦房结的头、尾相差仅15 mm，但由于结间束优先传导的特点，所以两者的窦性P波形态有差异，Ⅱ、Ⅲ导联的P波较正常窦性心律的P波稍低平。

(2)窦性P波的频率：成人应＜60次/分，通常为40～59次/分，多在45次/分以上。亦有慢至35次/分左右者甚至有20次/分的报告，＜45次/分为严重的窦性心动过缓。婴幼儿窦性心动过缓的心率，在1岁以下应＜100次/分，1～6岁应＜80次/分，6岁以上应＜60次/分。

(3)PR间期0.12～0.25秒。

(4)QRS波：每个P波后紧随一正常的QRS波，形态、时限均正常。

(5)T波、U波：窦性心动过缓时正常，也可表现T波振幅较低，U波常较明显。

(6)QT间期按比例延长，但校正后QTc间期则在正常范围内。正常QTc应≤0.42秒。

此外，发生以下情况时可能会与窦性心动过缓类似，应加以鉴别。①二度窦房传导阻滞：当发生2∶1或3∶1窦房传导阻滞时，心率很慢，类似窦性心动过缓。两者可依据下列方法鉴别，经阿托品注射或体力活动后(可做蹲下、起来运动)，窦性心动过缓者的心率可逐渐加快，其增快的心率与原有心率不成倍数关系；而窦房传导阻滞者心率可突然增加1倍或成倍增加，窦房传导阻滞消失。②未下传的房性期前收缩二联律：未下传的房性期前收缩P′波，一般是较易识别的。但当P′波重叠于T波上不易分辨时可被误认为心动过缓。③房性逸搏心律较少见，其P′波形态与窦性心律的P波明显不同，但如果房性逸搏点位置接近窦房结时，则其P′波与窦性P波在形态上不易区别。

其鉴别点为：①房性逸搏心律通常持续时间不长，运动或注射阿托品可使心率加快，房性逸搏心律消失；②房性逸搏心律规则，而窦性心动过缓常伴有窦性心律不齐。

(四)治疗

窦性心动过缓的治疗包括针对原发病治疗以及对症、支持治疗。如心率不低于每分钟50次,无症状者,无须治疗,如心率低于每分钟50次,且出现症状者可用提高心率药物(如阿托品、麻黄碱或异丙肾上腺素),或可考虑安装起搏器,对于显著窦性心动过缓伴窦性停搏且出现晕厥者应安装人工心脏起搏器。

对窦性心动过缓者均应注意寻找病因,大多数窦性心动过缓无重要的临床意义,不必治疗。在器质性心脏病(尤其是急性心肌梗死)患者,由于心率很慢可使心排血量明显下降而影响心、脑、肾等重要脏器的血液供应,症状明显,此时应使用阿托品(注射或口服)、氨茶碱,甚至可用异丙肾上腺素静脉滴注,以提高心率。对窦房结功能受损所致的严重窦性心动过缓的患者,心率很慢,症状明显,甚至有晕厥发生,药物治疗效果欠佳者,需要安装永久性人工心脏起搏器,以防突然出现窦性停搏。对器质心脏病伴发窦性心动过缓又合并窦性停搏或较持久反复发作窦房传导阻滞而又不出现逸搏心律、发生过晕厥或阿-斯综合征、药物治疗无效者,应安装永久性人工心脏起搏器。由颅内压增高、药物、胆管阻塞等所致的窦性心动过缓应首先治疗病因,结合心率缓慢程度以及是否引起心排血量的减少等情况,适当采用提高心率的药物。

三、病态窦房结综合征

(一)病因及临床表现

引起病态窦房结综合征的病因包括退行性变、冠心病、心肌病、心肌炎、风湿性心脏病、外科手术损伤、高血压等。其临床表现轻重不一,可呈间歇发作性,多以心率缓慢所致脑、心、肾等脏器供血不足尤其是脑供血不足症状为主。轻者乏力、头昏、眼花、失眠、记忆力差、反应迟钝或易激动等,易被误诊为神经官能症,老年人还易被误诊为脑血管意外或衰老综合征。严重者可引起短暂黑蒙、近乎晕厥、晕厥或阿-斯综合征发作。部分患者合并短阵室上性快速心律失常发作,又称慢快综合征。快速心律失常发作时,心率可突然加速达100次/分以上,持续时间长短不一,心动过速突然终止后可有心脏暂停伴或不伴晕厥发作。严重心动过缓或心动过速除引起心悸外,还可加重原有心脏病症状,引起心力衰竭或心绞痛。心排血量过低严重影响肾脏等脏器灌注还可致尿少、消化不良。慢快综合征还可能导致血管栓塞症状。

(二)症状体征

本病是在持续缓慢心率的基础上,间有短暂的窦性心律失常发作。与中青年人比较,老年患者有以下特点。①双结病变多见:窦房结病变引起显著的窦性心动过缓、窦房传导阻滞及窦性静止,在此基础上如交界性逸搏出现较迟(≥2 秒)或交界性逸搏心率缓慢(<35 次/分)或伴房室传导阻滞(AVB)者,说明病变累及窦房结和房室结,称为双结病变。老年人双结病变明显多于中青年人,提示老年患者病变广泛,病情严重。②慢快综合征常见:老年患者在持续缓慢心率的基础上,较易出现短暂的快速心律失常(室上性心动过速、心房扑动、心房颤动),说明有心房病变,如伴有房室或束支传导阻滞,提示整个传导系统病变。③心、脑、肾缺血表现较突出:心率<40 次/分,常有脏器供血不足的表现,轻者乏力、头昏、眼花、失眠、记忆力减退、反应迟钝,重者发生阿-斯综合征。

(三)诊断检查

诊断本病应以心律失常为依据,症状仅作参考,中青年人常用阿托品、异丙肾上腺素试验及经食管心房调搏等检查来确诊,但老年人不宜或不能行上述检查,而动态心电图基本能达到确诊目的。如窦性心律下的最慢心率<40 次/分,最长RR<1.6 秒,则可诊断。

(四)治疗

病态窦房结综合征的治疗应针对病因,无症状者可定期随访,密切观察病情。心率缓慢显著或伴自觉症状者可试用阿托品、茶碱类口服。双结病变、慢快综合征以及有明显脑血供不足症状如近乎昏厥或昏厥的患者宜安置按需型人工心脏起搏器。合并快速心律失常的,安装起搏器后再加用药物控制快速心律失常发作。病态窦房结综合征患者禁用可能减慢心率的药物如降压药、抗心律失常药、强心药、β 肾上腺素受体阻断药及 CCB 等。心房颤动或心房扑动发作时,不宜进行电复律。本病治疗困难,因为对缓慢心率缺乏有效而无不良反应的药物,使用防治快速心律失常药物又加重心率缓慢,且快速心律转为缓慢心律时心跳停顿时间较长。

四、窦房传导阻滞

(一)病因

窦房传导阻滞少数可为家族性,大多见于器质性心脏病患者,冠心病是最常见的病因,约占 40%,因心肌缺血导致窦房结周围器质性损害。其中,急性下后壁心肌梗死时窦房传导阻滞发生率为3.5%。此外，也见于高血压性心脏损害、风湿性心脏病、心肌病、先天性心脏病、慢性炎症或缺血所致的窦房结及其周围组织病变等。此外，其他原因也可引起本病，包括：①高钾血症、高碳酸血症、白喉、流行性感冒（流感）等；②窦房结周围区域的退行性硬化、纤维化、脂肪化或淀粉样变；③药物中毒以及大剂量使用普罗帕酮亦可引起，但多为暂时性的，如洋地黄、胺碘酮、β受体阻断药等；④迷走神经张力增高或颈动脉窦过敏的健康人，可用阿托品试验证实；⑤可见于静脉推注硫酸镁所致（注射速度过快所致），低钾血症血钾<2.6 mmol/L时也可发生。

（二）临床表现

窦房传导阻滞可暂时出现，也可持续存在或反复发作。窦房传导阻滞患者常无症状，也可有轻度心悸、乏力感以及"漏跳"，心脏听诊可发现心律不齐、心动过缓、"漏跳"（长间歇）。如果反复发作或长时间的阻滞，可发生连续心搏漏跳，而且无逸搏（心脏高位起搏点延迟或停止发放冲动时，低位起搏点代之发放冲动而激动心脏的现象）出现，则可出现头晕、晕厥、昏迷、阿-斯综合征等。另外，尚有原发病的临床表现。

（三）诊断

由于体表心电图不能显示窦房结电活动，因而无法确立第一度窦房传导阻滞的诊断。第三度窦房传导阻滞与窦性停搏鉴别困难，特别当发生窦性心律失常时。第二度窦房传导阻滞分为两型：莫氏Ⅰ型即文氏阻滞，表现为PP间期进行性缩短，直至出现一次长PP间期，该长PP间期短于基本PP间期的两倍；莫氏Ⅱ型阻滞时，出现的一系列的PP间期相等，但可突然出现P波脱漏，而出现长PP间期。长PP间期为基本PP间期的整倍数。

（四）治疗

治疗窦房传导阻滞时，主要治疗原发病。对暂时出现又无症状者可进行密切观察，不需要特殊治疗，患者多可恢复正常。对频发、反复、持续发作或症状明显者，可口服或静脉、皮下注射阿托品，另外，可口服麻黄碱或异丙肾上腺素，严重病例可将异丙肾上腺素加于5%葡萄糖注射液中缓慢静脉滴注。对发生晕厥、阿-斯综合征并且药物治疗无效者应及时植入人工心脏起搏器。

第二节　房性心律失常

房性心律失常是指由心房引起的心动频率和节律的异常。房性心律失常包括房性期前收缩、房性心动过速、心房扑动、心房颤动。根据房性心律失常的类型的不同,各自的表现和治疗方式也有所不同。

一、房性期前收缩

房性期前收缩,起源于窦房结以外心房的任何部位。正常成人进行 24 小时心电检测,约 60%的人有房性期前收缩发生。各种器质性心脏病患者均可发生房性期前收缩,并经常是快速性房性心律失常出现的先兆。

(一)病因

引起房性期前收缩的原因很多,主要包括以下几个方面。

1.器质性心脏病

任何器质性心脏病均可发生,多见于冠心病、风湿性心脏病、肺心病(尤其是多源性房性期前收缩)、心肌炎、高血压性心脏病、心力衰竭、急性心肌梗死等。

2.药物及电解质

洋地黄、普鲁卡因胺、肾上腺素、异丙肾上腺素及各种麻醉药等的应用均可出现房性期前收缩。在酸碱平衡失调、电解质紊乱时,如低钾血症、低钙血症、低镁血症、酸碱中毒等亦可出现房性期前收缩。

3.神经异常状态

房性期前收缩的出现可无明显诱因,但与情绪激动、血压突然升高、过多饮酒、吸烟、喝浓茶、喝咖啡、便秘、腹胀、消化不良、失眠、体位突然改变等因素有关。此原因所致的房性期前收缩在睡眠前或静止时较易出现,在运动后或心率增快后减少或消失。还可因心脏的直接机械性刺激(如心脏手术或心导管检查等)引起房性期前收缩。

4.内分泌疾病

甲状腺功能亢进症、肾上腺疾病等。

5.正常健康心脏

房性期前收缩在各年龄组正常人群中均可发生,儿童少见。中老年人较多见。可能是由于自主神经功能失调所引起,交感神经或迷走神经亢进均能引起期前收缩。

(二)临床表现

主要症状为心悸、心脏“停跳”感,期前收缩次数过多时自觉“心跳很乱”,可有胸闷、心前区不适、头昏、乏力、脉搏有间歇等。也有无症状者。可能因期前收缩持续时间较久,患者已适应。此外,期前收缩的症状与患者的精神状态有密切关系,不少患者的很多症状是由于对期前收缩不正确的理解和恐惧、焦虑等情绪所致。

(三)诊断

根据病因、临床表现及心电图检查即可做出诊断。典型房性期前收缩心电图特点如下。

(1)房性期前收缩的P波提前发生,与窦性P波形态各异。如发生在舒张早期,适逢房室结尚未脱离前次搏动的不应期,可产生传导中断(称为阻滞的或未下传的房性期前收缩)或缓慢传导(下传的PR间期延长)现象。

(2)发生很早的房性其前收缩的P波可重叠于前面的T波之上,且不能下传心室,故无QRS波发生,易误认为窦性停搏或窦房传导阻滞。

(3)应仔细检查T波形态是否异常加以识别。

(4)房性期前收缩使窦房结提前发生除极,因而包括其前收缩在内的前后两个窦性P波的间期,短于窦性PP间期的两倍,称为不完全性代偿间歇。若房性期前收缩发生较晚,或窦房结周围组织的不应期长,窦房结的节律未被扰乱,期前收缩前后PP间期恰为窦性者的两倍,称为完全性代偿间歇。

(5)房性期前收缩发生不完全性代偿间歇居多。房性期前收缩下传的QRS波群形态通常正常,有时亦可出现宽阔畸形的QRS波群,称为室内差异性传导。

(四)治疗

房性期前收缩通常无须治疗。当明显症状或因房性期前收缩触发室上性心动过速时,应给予治疗。吸烟、饮酒与咖啡因可诱发房性期前收缩,应劝导患者戒除或减量。治疗药物包括镇静药、β受体阻断药等,亦可选用洋地黄或钙通道阻滞剂。

二、房性心动过速

房性心动过速简称房速。根据发生机制与心电图表现的不同,可分为自律性房性心动过速、折返性房性心动过速与混乱性房性心动过速3种。

(一)病因

大多数伴有房室传导阻滞的阵发性房性心动过速因心房局部自律性增高引起。心肌梗死、慢性肺部疾病、大量饮酒以及各种代谢障碍均可导致房性心动过速。洋地黄类药物服用过量,导致洋地黄中毒,特别在低钾血症时易发生此种心律失常。折返性房性心动过速多发生在手术瘢痕或解剖缺陷的邻近部位。紊乱性房性心动过速即多源性房性心动过速,常发生于患慢性阻塞性肺病或充血性心力衰竭的老年人,也可见于洋地黄中毒与低钾血症患者,紊乱性房性心律易蜕变为心房颤动。

通过普通的方法很难明确局灶冲动的产生机制。已有的资料提示,引起局灶电活动的原因可能有自律性异常过高,延迟后除极引起的触发活动或微折返。房性心动过速开始发作时常常有频率的逐渐增加和(或)房性心动过速终止之前有频率的逐渐降低,上述现象提示自律性异常可能是局灶性房性心动过速的主要机制。

(二)临床表现

房性心动过速患者可出现心悸、头晕、疲乏无力、胸痛、呼吸困难及晕厥等症状。发作可呈短暂、阵发性或持续性。局灶性房性心动过速的频率多在130～250次/分之间,受儿茶酚胺水平和自主神经张力的影响。当房室传导比率发生变动时,听诊心律不齐,第一心音强度不等。颈静脉可见a波数目超过听诊心搏次数。

(三)诊断

主要根据病因、临床表现及心电图检查做出诊断。其心电图的表现如下:①心房率通常为150～200次/分;②P波形态与窦性者不同,根据心房异位激动灶的部位或房性心动过速发生的机制不同而形态各异;③常出现二度Ⅰ型或Ⅱ型房室传导阻滞,呈现2∶1房室传导者亦属常见;④P波之间的等电线仍存在(与典型心房扑动时等电线消失不同);⑤刺激迷走神经不能终止心动过速,仅加重房室传导阻滞;⑥发作开始时心率逐渐加速。

Holter同样可以诊断房性心动过速,如果患者心慌发作时间短,来不及发作当时做心电图,但发作比较频繁,可做24小时或48小时动态心电图(即常说的Holter)监测来确诊房性心动过速。动态心电图会连续记录下患者24小时所有心电信号,通过计算机分析,发现事件,得出诊断。

(四)治疗

房性心动过速合并房室传导阻滞时,心室率通常不太快,不会导致严重的血流动力学障碍,患者通常不会有生命危险,因此无须紧急处理。若心室率达140次/分以上,由洋地黄中毒所致,或有严重充血性心力衰竭或休克征象,应进行紧急治疗。对于不同的诱因应采取不同的处理方法。

(1)洋地黄中毒引起者:①立即停用洋地黄;②如血钾水平不高,首选氯化钾,口服或静脉滴注氯化钾,同时进行心电图监测,以避免出现高钾血症;③已有高钾血症或不能应用氯化钾者,可选用β受体阻断药。心室率不快者,仅需停用洋地黄。

(2)非洋地黄引起者:①积极寻找病因,针对病因治疗;②洋地黄、β受体阻断药、非二氢吡啶类 CCB 可用于减慢心室率;③如未能转复窦性心律,可加用Ⅰa、Ⅰc或Ⅲ类抗心律失常药;④持续性药物治疗无效的房性心动过速可考虑作射频消融。

(3)经导管射频消融治疗房性心动过速的适应证:不管房性心动过速的机制是异常自律性、触发活动还是微折返,局灶性房性心动过速都可以通过导管消融其局灶起源点而得到根治,而且目前已经成为持续性房性心动过速尤其是无休止房性心动过速的首选治疗方法。对于药物无效或无休止性的房性心动过速,尤其在出现心律失常性心肌病时,导管消融其局灶起源点是最佳治疗。

三、心房扑动

心房扑动是指快速、规则的心房电活动。在心电图上表现为大小相等、频率快而规则(心房率一般在240～340次/分)、无等电位线的心房扑动波。

(一)病因

心房扑动多由房性冲动在右房内环形折返所致,少数心房扑动由于房性异位灶自律性增高所致。阵发性心房扑动发生于无器质性疾病患者,持续性心房扑动可见于风湿性心脏病、冠心病、肺源性心脏病、乙醇性心肌病和甲亢性心脏病等。

(二)临床表现

患者常感觉心慌、胸闷,严重时感觉头晕、头痛,此外患者的症状与原发病存在关联,比如诱发心绞痛、心力衰竭等。查体时患者的心房扑动心室率可规则或不规则,颈静脉搏动次数常为心室率的数倍。按摩颈静脉窦可使心率减慢或不规则，运动可使心率增加。

（三）诊断

主要根据患者的病史、临床表现及心电图表现诊断。心房扑动患者心电图主要表现如下：①P波消失，出现F波，其形态、间距及振幅均相同，呈锯齿状，频率在250～350次/分，F-F之间无等电位线；②QRS波形态和时间正常，或稍有差异；③常见房室传导比例为2∶1，也可呈3∶1或者4∶1，房室传导比例不固定者心室率可不规则；④有时F波频率和形态不是绝对规则，称不纯性心房扑动或心房扑动-颤动。

（四）治疗

心房扑动的治疗包括以下几项。①病因治疗；②转复心律：包括同步电复律、经食管心房调搏术、经导管射频消融术和药物复律；③控制心室率：可选β受体阻断药或维拉帕米，伴心力衰竭时首选洋地黄；④抗凝治疗。

四、心房颤动

心房颤动（atrial fibrillation，AF）简称房颤，是最常见的心律失常之一，是由心房主导折返环引起许多小折返环导致的房律紊乱。它几乎见于所有的器质性心脏病，在非器质性心脏病也可发生。可引起严重的并发症，如心力衰竭和动脉栓塞，严重威胁人体健康。临床上根据心房颤动的发作特点，将心房颤动分为阵发性心房颤动（心房颤动发生时间小于7小时，常小于24小时，可自行转复为窦性心律）、持续性心房颤动（心房颤动发生时间大于2天，多需电转复或药物转复）、永久性心房颤动（不可能转为窦性心律）。

（一）病因

多种疾病均可导致心房颤动的发生，主要包括以下几种。

1.风湿性心脏瓣膜病

风湿性心脏瓣膜病仍是心房颤动的最常见原因，尤其多见于二尖瓣狭窄合并关闭不全。其中二尖瓣狭窄患者当中，心房颤动为41%。

2.冠心病

随着冠心病发病率的增加，在很多国家和地区，冠心病已成为心房颤动的首要原因。

3.心肌病

各种类型的心肌病均可以发生心房颤动，发生率在10%～50%之间，成人多见，儿童也可发生，以原发性充血性心肌病为主，约占 20%。

4.原发性高血压

原发性高血压在心房颤动原因中的比率为 9.3%～22.6%。心房颤动的发生与原发性高血压所致肥厚心肌的心电生理异常、肥厚心肌缺血及肥厚心肌纤维化有关。

5.缩窄性心包炎

一般患者的发病率为 22%～36%，高龄患者心房颤动的发生率可达 70%，心包积液患者也可伴发心房颤动。

6.肺心病

肺心病发生心房颤动的原因与肺内反复感染、长期缺氧、酸中毒及电解质紊乱有关。

7.先天性心脏病

在先天性心脏病中，心房颤动主要见于房间隔缺损患者。

8.病态窦房结综合征

当窦性心动过缓时，心房的异位兴奋性便增强，易于发生心房颤动。

9.预激综合征

预激综合征的主要并发症是阵发性房室折返性心动过速，其次为心房颤动，一般认为心室预激的心房颤动发生率与年龄有关，儿童患者很少发生，而高龄患者则心房颤动发生率较高。

10.甲状腺功能亢进症

心房颤动是甲亢的主要症状之一，甲亢患者中心房颤动的发生率在 15%～20%，老年人甲亢者可能存在心肌的器质性损害，易发生慢性心房颤动。

（二）临床表现

1.症状

心房颤动发作时，除基础心脏病引起的血流动力学改变外，由于心房颤动使心房的收缩功能丧失，心室收缩变得不规律，心室率增快，患者最常见的症状是心慌。如合并冠心病，患者可出现心绞痛、眩晕、晕厥，严重可出现心力衰竭及休克。如合并风湿性心脏病二尖瓣狭窄者，常诱发急性肺水肿，伴有肺动脉高压者可发生咯血。

某些慢性心房颤动，患者可以无任何症状，尤其在老年人多见，常在体检或心电图检查时发现。

2.体征

对于原有心脏病的患者，心房颤动者体征因原发心脏病的不同而不同。听诊可发现心尖部第一心音强弱不等，心律绝对不齐，脉搏短绌。此外，心房颤动患者可发生脑、肺及四肢血管栓塞征，栓塞的发生率与年龄、心房大小和基础心脏病有关。心房颤动患者脑梗死发生率比正常人群高5倍。

(三)诊断

心房颤动患者心电图表现为：①P波消失代之以振幅、形态、节律不一的f波，频率为350～600次/分，f波可以相当明显，类似不纯心房扑动，也可以纤细而难以辨认；②RR间距绝对不规则。患者一般有病理和生理传导性异常，有时可与其他类型的心律失常并存，如期前收缩、阵发性室上性或室性心动过速，以及各种房室传导阻滞等，而使心电图表现不典型。

(四)治疗

1.病因治疗

积极治疗原发性心脏病才容易使心房颤动转复为窦性心律，并使之转复后长期维持，即使不能治愈病因，能解除血流动力学异常也很重要。在缺血性心脏病、高血压性心脏病、心肌病等所致心房颤动者，当心肌缺血改善，心力衰竭纠正，在血压控制良好的情况下，心房颤动转复的机会增加，并能长时间维持窦性心律。风湿性心脏病二尖瓣狭窄并心房颤动患者，实行手术去除病因后许多患者能在复律后长期维持窦性心律。

2.药物治疗

药物治疗包括药物复律、控制心室率及抗凝。

3.射频消融治疗

射频消融主要应用于抗心律失常药无效，或有明显症状的阵发性心房颤动患者及心室率不易控制的持续心房颤动患者。目前常用的是肺静脉隔离术，Carto的引导使得射频消融术更加精确。

4.外科治疗

外科治疗主要包括希氏束离断术——“走廊术”及“迷宫术”，目前临床普遍采用“迷宫术”。其主要机制是在一系列切口之间，引导心房同时激动，以消除心房颤动，即通过一系列切口打断常见的折返环，建立一条特殊的传导通路使心房电活动同步。

5.抗凝治疗，预防栓塞

心房颤动时心房失去了有效的收缩，血液在心房内淤滞有利于血栓的形成。

血栓脱落后可随血流移动，导致全身不同部位的栓塞。因此积极予以抗凝治疗非常重要。目前常用的是 CHA_2DS_2-VASc 评分，见表 3-1。评分≥2 分，推荐口服抗凝血药治疗，如华法林；评分为 1 分，可以选择华法林抗凝或阿司匹林抗血小板治疗，推荐选用华法林治疗；评分为 0 分，可以选择阿司匹林或不用抗凝治疗，推荐不抗凝治疗。

表 3-1　CHA_2DS_2-VASc 评分

字母	危险因素	积分
C	慢性心力衰竭/左心室功能障碍	1
H	高血压	1
A	年龄≥75 岁	2
D	糖尿病	1
S	卒中/短暂性脑缺血发作(TIA)/血栓栓塞病史	2
V	血管疾病	1
A	年龄 65～74 岁	1
Sc	性别(女性)	1
合计	最高积分	9

第三节　室性心律失常

室性心律失常指起源于心室的心律失常，是常见的心律失常，包括室性期前收缩(室早)、室性心动过速(室速)、心室颤动(室颤)等。

一、室性期前收缩

室性期前收缩是由希氏束分支以下异位起搏点提前产生的心室激动，中老年人多见，有的可无明显临床症状，有的可导致严重后果不容忽视。常见于冠心病、风湿性心脏病与二尖瓣脱垂患者。

(一)临床表现

一般偶发的期前收缩不引起任何不适。当期前收缩频发或连续出现时，可使心排血量下降及重要器官灌注减少，可有心悸、胸闷、乏力、头昏、出汗、心绞痛或呼吸困难等症状。听诊时可听到突然提前出现心搏，第一心音较正常响亮，第二心音微弱或听不到，随后有较长的代偿间歇。脉诊可以触到提前出现的微弱脉搏，随后有一较长的代偿间歇。

（二）诊断

心电图表现：①提前发生 QRS 波群，时限通常超过 0.12 秒，宽大畸形，ST 段与 T 波的方向与 QRS 主波方向相反，其前无 P 波；②室性期前收缩与其前面的窦性搏动的间期恒定；③完全性代偿间期：即包含室性期前收缩在内，前后两个下传的窦性搏动的间期等于两个窦性 RR 之和；④有室性并行心律的心电图表现。

（三）治疗

经过全面详细的检查不能证明有器质性心脏病的室性期前收缩可认为是良性的，无须治疗。有器质性心脏病并具有下列条件之一者认为是具有潜在恶性或恶性室性期前收缩，必须治疗：①频率平均≥5 次/分者；②多形性或多源性，但要注意除外房性期前收缩伴差异传导；③呈二联律或三联律；④连续 3 个以上呈短暂阵发性室性心动过速；⑤急性心肌梗死，即使偶发室性期前收缩，亦应及时治疗。

其治疗包括针对病因治疗、抗心律失常药治疗和射频消融治疗。

二、阵发性室性心动过速

由心室异位激动引起的心动过速，起始和终止突然，频率 150～250 次/分，规则，称为阵发性室性心动过速，若持续 30 秒以上称为持续性室性心动过速。

（一）病因

阵发性室性心动过速多见于器质性心脏病如冠心病、心肌病、心肌炎、心肌梗死等，此外，可见于药物中毒如抗心律失常药、氯喹、洋地黄及拟交感神经药过量等，少数见于无器质性心脏病。

（二）临床表现

阵发性室性心动过速突然发作，可持续数分钟、数小时或数天。发作时心率不过快、又无器质性心脏病者症状轻微，可仅有心悸。有器质性心脏病且心室率较快时，由于心排血量降低，常有心悸、气短、胸闷、头晕，严重时可出现晕厥、心力衰竭、心绞痛、休克，少数可发展为心室扑动或心室颤动。听诊发现心率快，150～260 次/分，心律规则或有轻度不齐，心尖部第一心音响度改变及大炮音，可有第一心音宽分裂，刺激迷走神经不能终止发作。

（三）诊断

心电图特征表现：①3个或以上的室性期前收缩连续出现。②QRS波群宽大畸形，时限超过0.12秒，ST-T波方向与QRS波群主波方向相反。③心室率通常为100～250次/分，心律规则，但也可轻度不规则。④心房独立活动与QRS波群无固定关系，形成室房分离。偶尔个别或所有心室激动逆传夺获心房。⑤心室夺获与室性融合波。⑥室性融合波、心室夺获、全部心前区导联QRS波群主波方向呈同向性等心电图表现提示室性心动过速。

（四）治疗

其治疗包括电复律治疗、病因治疗、抗心律失常药治疗及射频消融治疗。

三、心室扑动与心室颤动

心室扑动与心室颤动是严重的异位心律，心室丧失有效的整体收缩能力，而是被各部心肌快而不协调的颤动所代替。两者的血流动力学的影响均相当于心室停搏。心室扑动常为心室颤动的前奏，也常是临终前的一种致命性心律失常。

（一）病因

心室扑动与心室颤动的病因可包括以下几种。①急性冠状动脉综合征：不稳定型心绞痛、急性心肌梗死、心功能不全；②扩张型和肥厚型心肌病；③心房颤动伴预激综合征；④长QT综合征、Brugada综合征等心脏离子通道病；⑤病态窦房结综合征或完全性房室传导阻滞所致严重心动过缓；⑥电击或雷击；⑦继发于低温；⑧药物毒副作用：洋地黄、肾上腺素类及抗心律失常等药物。

（二）临床表现

临床症状包括发病突然、意识丧失、抽搐、呼吸停顿甚至死亡。听诊心音消失，无大动脉搏动，血压测不出，发绀和瞳孔散大等。

（三）诊断

依据心电图特征。

1.心室扑动

QRS波群和T波难以辨认，代之以较为规则、振幅高大的正弦波群，每分钟150～300次（平均约200次）。

2.心室颤动

波形、振幅与频率均极不规则，无法辨认P波、QRS波群、ST段与T波，频率达 150～300 次/分。

(四)治疗

(1)直流电复律和除颤为治疗心室扑动和心室颤动的首选措施，应争取在短时间内(1～2 分钟)给予非同步直流电除颤，一般用 300～400 J 电击若无效可静脉或气管注入、心内注射肾上腺素或托西溴苄铵(溴苄铵)或利多卡因，再行电击，可提高成功率。若在发病后 4 分钟内除颤，成功率 50%以上，4 分钟以后仅有 4%。若身边无除颤器应首先做心前区捶击 2～3 下，捶击心脏不复跳，立即进行胸外心脏按压，70～80 次/分。

(2)药物除颤：静脉注射利多卡因或普鲁卡因胺。若是洋地黄中毒引起心室颤动，应用苯妥英钠静脉注射。

(3)经上述治疗恢复自主心律者，可持续静脉滴注利多卡因或普鲁卡因胺维持。此外，托西溴苄铵、索他洛尔、胺碘酮静脉滴注，也有预防心室颤动的良好疗效。洋地黄中毒者可给苯妥英钠。

(4)在坚持上述治疗的同时要注意保持气道通畅，坚持人工呼吸，提供充分氧气。

(5)在抢救治疗的同时，还应注意纠正酸碱平衡失调和电解质紊乱。因为心室扑动、心室颤动持续时间稍长，体内即出现酸中毒，不利于除颤。此时可给 11.2%乳酸钠或 4%～5%碳酸氢钠静脉滴注。

第四章　心脏瓣膜病

第一节　二尖瓣疾病

一、二尖瓣狭窄

(一)概述

绝大多数二尖瓣狭窄是风湿热的后遗症。极少数为先天性狭窄或老年性二尖瓣环或环下钙化。二尖瓣狭窄患者中2/3为女性。约40%的风湿性心脏病(风心病)患者为单纯性二尖瓣狭窄,呈现二尖瓣面容。

(二)病因

正常二尖瓣质地柔软,瓣口面积为4～6 cm^2。当瓣口面积减小为1.5～2.0 cm^2时为轻度狭窄;1.0～1.5 cm^2时为中度狭窄;<1.0 cm^2时为重度狭窄;二尖瓣狭窄后的主要病理生理改变是舒张期血流由左心房流入左心室时受限,使得左心房压力异常增高,左心房与左心室之间的压力阶差增加,以保持正常的心排血量。左心房压力的升高可引起肺静脉和肺毛细血管压力的升高,继而扩张和淤血。

(三)临床表现

通常情况下,从初次风湿性心肌炎到出现明显二尖瓣狭窄的症状可长达10年;此后10～20年逐渐丧失活动能力。劳动力性呼吸困难为最早期的症状,主要为肺的顺应性降低所致。随着病程发展,日常活动即可出现呼吸困难等。

(四)治疗

关键是解除二尖瓣狭窄,降低跨瓣压力阶差。常采用的手术方法有经皮穿刺二尖瓣球囊分离术。这是一种介入性心导管治疗技术,其适应证为单纯二尖瓣狭窄。

心外科手术方式:二尖瓣分离术和人工瓣膜置换术。

二、尖瓣关闭不全

(一)概述

在心脏收缩的时候。二尖瓣由于长期炎症刺激。变性缩短使瓣膜不能正常关闭,左心室的血液倒流,早期可无症状或仅有心悸胸闷。主要体征就是心尖区收缩期吹风样杂音。二尖瓣包括四个成分:瓣叶,瓣环,腱索和乳头肌,其中任何一个发生结构异常或功能失调,均可导致二尖瓣关闭不全。

(二)临床表现

通常情况下,从初次风湿性心肌炎到出现明显二尖瓣关闭不全的症状可长达 20 年;一旦发生心力衰竭,则进展迅速。轻度二尖瓣关闭不全者可无明显症状或仅有轻度不适感。严重二尖瓣关闭不全的常见症状有:劳动性呼吸困难,疲乏,端坐呼吸等,患者活动耐力显著下降。

(三)手术治疗

长期随访研究表明手术治疗后二尖瓣关闭不全患者心功能的改善明显优于药物治疗;即使在合并心力衰竭或心房颤动的患者中,手术治疗的疗效亦明显优于药物治疗。瓣膜修复术比人工瓣膜置换术的死亡率低,长期存活率较高,血栓栓塞发生率较小。

第二节　三尖瓣疾病

一、三尖瓣狭窄

三尖瓣狭窄是由于炎症、退行性改变、先天性畸形、缺血性坏死、创伤等原因引起的单个或多个瓣膜结构(包括瓣叶、瓣环、腱索取或者乳头肌)的功能或结构异常,导致三尖瓣瓣膜的开放受限。

(一)发病原因

最常见的病因为风湿性心脏病,女性多见,由于风湿性炎症所致的瓣膜损害，病理生理过程表现为瓣膜黏液样变性以及瓣膜钙化等，从而导致瓣膜的卷曲、增厚、钙化，常伴有关闭不全及二尖瓣和主动脉瓣的病变；其他罕见病因有先天性三尖瓣闭锁和类癌综合征等。

(二)临床表现

因右心回血受阻，体循环淤血等常导致以下症状或体征。

(1)因心排血量减少所致疲乏。

(2)因体循环淤血，导致肝脾大、腹水、黄疸等全身不适感。

(3)全身水肿。

(4)颈静脉充盈。

(5)胸骨左缘第 4、5 肋间可闻及舒张期隆隆样杂音，较二尖瓣狭窄杂音弱而短。

(6)常并发心房颤动、肺栓塞等。

(三)诊断鉴别辅助检查

1.超声心动图检查

对确诊三尖瓣狭窄具有高度的敏感性和特异性，是最为直观的检查。二维超声可见瓣叶增厚，舒张期呈圆拱形。通过彩色多普勒超声显像可见三尖瓣口右心室侧高速“火焰型”射流。

2.X 线检查

心影明显增大，后前位右心缘见右房和上腔静脉突出，右房缘距中线的最大距离常＞5 cm

3.心电图检查

Ⅱ和 V_1 导联 P 波振幅＞0.25 mV，提示右房增大。

(四)疾病治疗

1.药物治疗

严格限制钠盐摄入，应用利尿剂减轻体循环淤血，同时控制心房颤动的心室率。

2.手术治疗

当具备跨瓣压差＞0.7 kPa(5 mmHg)或瓣口面积＜2.0 cm^2 等手术指征时，应选择外科手术治疗，可选择人工瓣膜置换或三尖瓣修补。

3.介入治疗

经皮球囊三尖瓣成形术，简单易行，但适应证尚不明确。

二、二尖瓣关闭不全

最常见病因为继发于右心室扩张、瓣环扩大的功能性关闭不全,原发病常为风湿性二尖瓣病、先天性心脏病(肺动脉狭窄、艾森曼格综合征)和肺心病。直接引起器质性三尖瓣关闭不全的病因较少,其中最常见者为先天性疾病:三尖瓣下移畸形(Ebstein 畸形),其他尚有感染性心内膜炎、三尖瓣脱垂、类癌综合征、心内膜心肌纤维化等。三尖瓣关闭不全,右心室收缩时血液反至右心房,右心房升高,导致体循环淤血和肝大。

(一)临床表现

1.症状

疲乏、腹胀和水肿。可并发心房颤动和肺栓塞。

2.体征

(1)颈静脉扩张伴收缩期搏动(大“V”波伴“y”下降快速)。

(2)胸骨左缘及心尖部收缩期抬举样搏动。

(3)胸骨左缘全收缩期杂音,吸气时增强。

(4)反流严重时,胸骨左下缘可闻及短促的舒张期隆隆样杂音。

(5)三尖瓣脱垂有收缩期刺啦音。

(6)肝大伴收缩期前搏动。

(7)腹水及全身水肿。

(二)检查

1.影像学检查

(1)X 线:右心房、右心室,上腔静脉和奇静脉扩大。

(2)超声心动图:可发现三尖瓣叶脱垂和感染灶或腱索断裂。多普勒超声可估测三尖瓣反流量。

2.其他检查

心电图:常见右心房、右心室增大、不完全右束支阻滞及心房颤动。

(三)诊断

X 线照片示右心房和右心室肥大,心脏右缘凸出,同时伴有其他瓣膜病变造成的改变。

心电图示心房肥大,P 波高宽;并有右束支传导阻滞或右心室肥大,甚至心肌劳损,常有心房颤动。

超声心动图及多普勒检查切面超声可探测三尖瓣环的大小，了解瓣膜的增厚情况，有助于分辨相对性和器质性病变。三尖瓣关闭不全时，超声造影可见微泡往返于三尖瓣；多普勒能直接监测到右室至右房的异常信号，并可估计反流的程度。

心导管检查表现为右心房压力波形的V波突出，y降支变陡，在吸气时更为明显。右心房压力波形与右心室压力波形相似，仅振幅较小，称为右室化的右房压，是重度三尖瓣反流的表现。

心血管造影检查右室造影、右前斜位电影摄影可显示三尖瓣反流及其程度。但由于心导管跨过三尖瓣，有潜在性假阳性

三尖瓣关闭不全的诊断，应包括对关闭不全程度的了解。典型的临床体征对诊断重度三尖瓣关闭不全有一定价值。过去用右心室造影作为诊断可疑病例和估计反流程度的手段。近年来，超声和多普勒检查已逐渐替代了创伤性检查。

(四)治疗

1.药物治疗

(1)诊断导致右心扩大的原发病进行病因治疗。

(2)给予扩血管、利尿、强心药物；血管扩张药可减少反流量。

(3)心房颤动时处理原则同二尖瓣狭窄。

2.手术治疗

(1)二尖瓣、主动脉瓣病变伴肺动脉高压、严重三尖瓣反流，二尖瓣、主动脉瓣手术时，同时行三尖瓣瓣环成形术(因瓣叶解剖结构大多正常)。

(2)三尖瓣瓣叶本身病变(Ebstein畸形、感染性心内膜炎)导致的严重反流，瓣环成形术或修补术无效时，行瓣膜置换术。

第三节　主动脉瓣疾病

一、主动脉瓣关闭不全

(一)病因

主动脉瓣关闭不全主要由主动脉瓣叶和(或)主动脉壁的根部原发性病变所

引起。根据发病情况可分为急性和慢性两种。过去几十年间，单纯主动脉瓣关闭不全患者的瓣膜置换术中主动脉根部病变的百分数呈稳定增长，现已成为非常常见病因，这类病例估计占半数以上。

1.急性主动脉瓣关闭不全

主要病因：①感染性心内膜炎；②胸部创伤致升主动脉根部、瓣叶支持结构和瓣叶破损或瓣叶脱垂；③主动脉夹层血肿使主动脉瓣环扩大，瓣叶或瓣环被夹层血肿撕裂；④人工瓣膜撕裂等。

2.慢性主动脉瓣关闭不全

(1)主动脉瓣本身病变：①风湿性心脏病，风湿热是原发性瓣膜病变中引起主动脉瓣关闭不全的常见病因。瓣尖被纤维组织浸润而挛缩，以致舒张期瓣尖不能闭合，导致血流通过瓣膜中央的缺损反流至左心室。伴发的交界处粘连可限制瓣膜的开放，引起主动脉瓣狭窄和主动脉瓣关闭不全的联合病变；也常并发二尖瓣病变。②先天性畸形，二叶式主动脉瓣、主动脉瓣穿孔、室间隔缺损伴主动脉瓣脱垂等。③感染性心内膜炎，为单纯主动脉瓣关闭不全的常见病因，是由于瓣膜赘生物致瓣叶破损或穿孔，瓣叶因支持结构受损而脱垂或赘生物介于瓣叶间妨碍其闭合而引起关闭不全，即使感染已控制，瓣叶纤维化和挛缩可继续。④退行性主动脉瓣病变，老年退行性钙化性主动脉狭窄中75%合并关闭不全。⑤主动脉瓣黏液样变性，可致瓣叶舒张期脱垂入左心室。

(2)主动脉根部扩张：引起瓣环扩大，瓣叶舒张期不能对合，为相对关闭不全。包括：①马方综合征，遗传性结缔组织病，通常累及骨、关节、眼、心脏和血管，典型者四肢细长，韧带和关节过伸，晶体脱位和升主动脉呈梭行瘤样扩张；②梅毒性主动脉炎，炎症破坏主动脉中层，致主动脉根部扩张，30%发生主动脉瓣关闭不全；③其他疾病，高血压性主动脉瓣环扩张、特发性升主动脉扩张、主动脉夹层形成、强直性脊柱炎、银屑病性关节炎等。

(二)病理与分型

1.风湿性主动脉瓣瓣膜炎

反复发生而使瓣叶和瓣环纤维组织增生、水肿、增厚、硬化、钙化、卷缩变形，使瓣叶不能完全关闭而产生关闭不全。

2.先天性二叶主动脉瓣

本病表现为一侧的瓣叶脱垂、增厚，瓣缘可有卷缩而致瓣膜关闭不全，甚少有钙化。

3.先天性心脏病合并主动脉瓣关闭不全

常见的是高位室间隔缺损或膜部大的室缺造成的主动脉瓣叶脱垂导致关闭不全,另外是主动脉窦瘤破裂的瓣叶脱垂。

4.主动脉瓣黏液退行性病变

主要病理特征是瓣叶和瓣环及交界出现不同程度黏液退行性变,瓣环松弛扩大,瓣叶对合不良导致的关闭不全。

(三)病理生理机制

1.急性主动脉瓣关闭不全

舒张期主动脉血流反流入左心室,使左心室舒张末压迅速升高。收缩期,左心室难以将左心房血及主动脉反流血充分排空,前向搏出量下降;舒张期,因舒张压迅速上升,致使二尖瓣提前关闭,有助于防止左心房压过度升高,但左心房排空受限,左心房压力增高,引起肺淤血、肺水肿。心率加快虽可代偿部分左心室前向排出量减少,使左心室收缩压及主动脉收缩压不至于发生明显变化,但在急性主动脉瓣关闭不全的患者,血压常明显下降,甚至发生心源性休克。

2.慢性主动脉瓣关闭不全

舒张期主动脉内血流大量反流入左心室,使左心室舒张末容量增加。左心室对慢性容量负荷增加的代偿反应为左心室肥厚扩张,舒张末压可维持正常,扩张在 Frank-Starling 曲线上升段,可以增强心肌收缩力。另外,由于血液反流,主动脉内压力下降,更有利于维持左心室泵血功能。由于左心室舒张末压不增加,左心房和肺静脉压也保持正常,故可多年不发生肺循环障碍。随病情进展,反流量增多,左心室进一步扩张,左心室舒张末容积和压力显著增加,最终导致心肌收缩力减弱,心搏出量减少,左心室功能降低,最后可发展至左心功能不全。

左心室心肌肥厚使心肌耗氧量增加,同时主动脉反流致舒张压降低使冠状动脉灌流减少,引起心肌缺血,也加速心功能恶化。

(四)临床表现

1.症状

慢性严重主动脉瓣关闭不全患者,左心室逐渐增大而无症状出现。心功能储备减少或心肌缺血症状的出现多见于 40～50 岁,常在心肌肥大和心功能不全后出现。主要不适为逐渐出现劳力性呼吸困难、端坐呼吸和夜间阵发性呼吸困难。明显的心绞痛较晚才出现,但夜间心绞痛发作频繁,并常在心率减慢和舒张压极度下降时伴有出汗。严重主动脉瓣关闭不全患者常有心悸不适,尤其平卧时，并有胸痛，为心脏撞击胸壁所致，情绪激动和用力时诱发心动过速可致心悸和头部搏动感，室性期前收缩亦可出现，这是由于期前收缩后容量负荷过度的左心室上举之故。上述不适在左心室功能出现不全之前可存在多年。

急性主动脉关闭不全轻者可无任何症状，重者可出现突发呼吸困难，不能平卧，全身大汗，频繁咳嗽，咳白色或粉红色泡沫痰，更重者可出现烦躁不安，神志模糊，甚至昏迷。

2.体征

(1)慢性：体征如下。①面色苍白，头随心搏摆动。心尖冲动向左下移位，范围较广，心界向左下扩大。心底部、胸骨柄切迹、颈动脉可触及收缩期震颤。颈动脉搏动明显增强。②心音：主动脉瓣区第二心音减弱或消失；心尖区常可闻及第三心音，与舒张早期左心室快速充盈增加有关。③心脏杂音：主动脉瓣第二听诊区舒张期杂音，为一高调递减型叹气样杂音，舒张早期出现，坐位前倾位呼气末明显，向心尖区传导。轻度反流者，杂音柔和、高调，仅出现于舒张早期，只有患者取坐位前倾、呼气末才能听到；中重度反流者，杂音为全舒张期，性质较粗糙。当出现音乐性杂音，向颈部及胸骨上窝传导，为极大量心搏量通过畸形的主动脉瓣所致，并非由器质性主动脉狭窄所致。反流明显者，常在心尖区闻及柔和低调的隆样舒张期杂音(Austin-Flint 杂音)，其产生机制为：由于主动脉瓣反流，左心室血容量增多及舒张期压力增高，将二尖瓣前侧叶推起处于较高位置引起相对二尖瓣狭窄所致；主动脉瓣反流血液与左心房流入的血液发生冲击、混合，产生涡流，引起杂音。④周围血管征：动脉收缩压增高，舒张压降低，脉压增宽，可出现周围血管征，如点头征(De Musset 征)、水冲脉、股动脉枪击音(Traube 征)和毛细血管搏动征，听诊器压迫股动脉可闻及双期杂音(Duroziez 双重音)。

(2)急性：重者可出现面色灰暗，唇甲发绀，脉搏细数，血压下降等休克表现。二尖瓣提前关闭致使第一心音减弱或消失；肺动脉高压时可闻及肺动脉瓣区第二心音亢进，常可闻及病理性第三心音和第四心音。由于左心室舒张压急剧增高，主动脉和左心室压力阶差急剧下降，因而舒张期杂音柔和、短促、低音调。周围血管征不明显。心尖冲动多正常。听诊肺部可闻及哮鸣音，或在肺底闻及细小水泡音，严重者满肺均有水泡音。

(五)辅助检查

1.X 线检查

以左心室增大为主，可有左心房增大，升主动脉、主动脉弓继发性扩张，出现心力衰竭时常有肺淤血的表现。

2.心电图

慢性者常见左心室肥厚劳损伴电轴左偏。如有心肌损害，可出现心室内传导阻滞，房性和室性心律失常。急性者常见窦性心动过速和非特异性ST-T改变。

慢性严重主动脉瓣关闭不全可引起电轴左偏和左心室舒张期容量负荷过重，表现为起始向量增加（Ⅰ、aVL和V_3～V_6导联Q波明显）和V_1导联相对小的波。随着时间的推移，这种起始向量减弱，但总的QRS波群振幅增加。病程早期，左胸前导联T波高而直立，但常见倒置伴ST段压低。左心室出现的“劳损型”与扩大或肥厚相关。在病程后期，可见左心室室内传导障碍，且常伴有左心室功能不全。心电图不能正确地预测主动脉瓣关闭不全的严重程度和心脏质量。若主动脉瓣关闭不全系由炎症引起，则可见P-R间期延长。

3.超声心动图

（1）不同原因的主动脉瓣关闭不全其主动脉瓣有不同的表现，脱垂者可见主动脉瓣舒张期脱向左心室流出道。感染性心内膜炎者可见瓣膜赘生物，风湿性者可见回声增粗增强，舒张期正常Y形结构消失，不能完全合拢。

（2）左心室增大，左心室流出道增宽。呈左室容量负荷过重。

（3）二尖瓣曲线可见高速扑动。

（4）彩色多普勒在主动脉瓣下出现舒张期五彩镶嵌的反流血流束。据此反流束大小可估计反流程度，轻度：反流束至二尖瓣前叶瓣尖水平；中度：反流束达乳头肌水平；重度：反流束可达心尖处并可弥漫整个左心室。

4.心导管检查

主动脉瓣关闭不全血管造影时，造影剂应快速注入主动脉根部（25～35 mL/s），取左前斜位和右前斜位摄片。Vasalva动作增强摄片的对比，急性主动脉瓣关闭不全时，心室舒张末期容量仅轻度增高，随着时间推移，舒张末期容量和室壁厚度同时增加。

（六）诊断与鉴别诊断

1.诊断

患者有典型主动脉瓣关闭不全的舒张期杂音伴周围血管征，可诊断为主动脉瓣关闭不全，超声心动图可明确诊断。慢性者合并主动脉瓣狭窄或二尖瓣病变，支持风湿性心脏病诊断。

2.鉴别诊断

主动脉瓣关闭不全杂音于胸骨左缘明显时，应与Graham-Steel杂音鉴别。

Austin-Flint 杂音应与二尖瓣狭窄的心尖区舒张中晚期杂音鉴别。前者常紧随第三心音后，第一心音减弱；后者紧随开瓣音后，第一心音常亢进。

(七)并发症

感染性心内膜炎较常见，常加速心力衰竭发生；充血性心力衰竭，慢性者常于晚期出现，急性者出现较早；室性心律失常常见，但心源性猝死少见。

(八)内科治疗和介入治疗

1.慢性

无症状且左心功能正常者不需要内科治疗，但需随访；轻中度主动脉瓣关闭不全，每 1～2 年随访一次；重度者，每半年随访一次。随访内容包括临床症状，超声检查左心室大小和左心室射血分数。预防感染性心内膜炎，预防风湿活动，左心室功能有减低的患者应限制重体力活动，左心室扩大但收缩功能正常者，可应用血管扩张剂(如肼屈嗪、尼群地平、ACEI 等)，可延迟或减少主动脉瓣手术的需要。

2.急性

急性主动脉瓣关闭不全的危险性比慢性主动脉瓣关闭不全高很多，因此应及早考虑外科治疗。内科治疗一般为术前准备过渡措施，包括吸氧、镇静、静脉应用多巴胺或多巴酚丁胺，或硝普钠、呋塞米等。治疗应尽量在 Swan-Ganz 导管床旁血流动力学监测下进行，主要目的是降低肺静脉压、增加心排血量、稳定血流动力学。人工瓣膜置换术或主动脉瓣修复术为治疗急性主动脉瓣关闭不全的根本治疗手段。

3.经导管主动脉瓣置入术

经导管主动脉瓣置入术(transcatheter aortic valve implantation，TAVI)是通过股动脉送入介入导管，将人工心脏瓣膜输送至主动脉瓣区打开，从而完成人工瓣膜置入，恢复瓣膜功能。手术无需开胸，因而创伤小、术后恢复快。该手术主要由有经验的心血管内科医师实施。

TAVI 最早开始于 2002 年，新近研究表明，对不能手术的严重主动脉瓣狭窄患者，TAVI 与药物治疗相比可降低病死率 46%，并显著提高患者的生活质量。对严重主动脉瓣狭窄患者，外科主动脉瓣置换术曾经是唯一可以延长生命的治疗手段，但老年患者常因高龄、体弱、病变重或合并其他疾病而不适合外科手术。TAVI 主要的适应证：①有症状的严重主动脉瓣狭窄(瓣膜口面积 $<1\ cm^2$)；②欧洲心脏手术风险评分(Euro score)≥20%或美国胸外科学会危险

(STS)评分≥10%;③解剖上适合 TAVI 的患者(主要为主动脉瓣环内径、外周动脉内径在合适的范围内)。据统计约 1/3 的重度主动脉瓣狭窄患者因为手术风险高或有禁忌证而无法接受传统的外科开胸手术。对于这些高危或有心外科手术禁忌的患者,经导管主动脉瓣置入术则可作为目前一种有效的治疗手段。

此手术可通过两种途径进行:一是经股动脉穿刺途径把人工瓣膜输送到原来瓣膜位置后,扩张以后取代原来的瓣膜行使正常功能;二是经胸部切开一个小的切口,通过心尖直接把人工心脏瓣膜植入,该手术方法风险较高且成功率低。

经导管主动脉瓣置入术作为继外科主动脉瓣置换术、药物治疗后的第三种模式,因其运用心脏导管微创技术,无需开胸,具有创伤小、手术时间短、患者恢复快等特点,为那些目前常规治疗手段不能延长其生命或缓解其痛苦的主动脉瓣狭窄患者提供了一种新的解决办法。

(九)外科治疗

感染性心内膜炎导致的急性主动脉瓣关闭不全,患者可在数周内出现充血性心力衰竭而死亡,因此需要尽早手术,慢性主动脉瓣关闭不全出现心力衰竭者平均存活时间为 2 年。外科手术目的是消除主动脉瓣反流,降低左心室舒张期负荷,改善左心室功能。

1.手术适应证

(1)出现临床症状的慢性主动脉瓣关闭不全。

(2)无临床症状的主动脉瓣关闭不全,左心室收缩期末径>55 mm,左室舒张期末径大于 75 mm,EF<50%。

(3)左心室收缩末或舒张末直径分别为 50~55 mm 和 70~75 mm,而运动试验显示左心室功能降低者。

2.手术方式

(1)主动脉瓣成形术:主动脉瓣成形手术主要适用于瓣叶结构完整,以关闭不全为主的病变,如主动脉瓣脱垂等,主要技术包括瓣叶修补术,主动脉瓣置换重塑,瓣叶交界固定和悬吊,脱垂瓣叶切除缝合等。近年来,主动脉瓣成形技术发展很快,一些新的技术和产品有待进一步研究。

(2)主动脉瓣置换术:主动脉瓣替换手术心肌保护液灌注经冠状动脉开口或冠状静脉窦口逆行灌注,升主动脉横切口进行,切除病变组织时注意避免损伤心脏传导组织、左室壁和主动脉窦,采用间断或连续方法缝合,注意选择合适大小的人工瓣膜,避免影响冠状动脉开口血流灌注。对于狭小主动脉根部必要时应加宽。对于感染性心内膜炎患者,尤其是急性心内膜炎者,最好是应用同种主动脉瓣。年轻患者,尤其是生育年龄的女性,以同种主动脉瓣优选。由于来源限制,目前生物瓣的使用越来越多。

二、主动脉瓣狭窄

(一)病因

主动脉瓣狭窄(aortic stenosis,AS)的病因有3种,即先天性、风湿性和退行性变。主动脉瓣狭窄不伴二尖瓣病变者,男性多于女性,罕见于风湿起因,而以先天或退行性变为常见。

1.先天性主动脉瓣狭窄

先天性主动脉瓣畸形可以是单叶式、二叶式或三叶式,或为穹隆形隔膜,婴儿单叶式瓣可引起严重梗阻,也是1岁以下儿童引起致命主动脉瓣狭窄最常见的畸形。先天性二叶式瓣在出生时因交界处粘连而产生狭窄,但通常在儿童时期不会引起主动脉瓣口的严重狭窄。这种异常的结构可引起血流湍流,进而损伤瓣叶,导致纤维化,僵硬度增加,瓣叶钙化,和成年后的主动脉瓣口的狭窄。由于瓣膜的纤维化和固定,一些先天性二叶式瓣患者可能发展为单纯的或以关闭不全为主的病变。感染性心内膜炎可发生于先天性二叶式瓣上,也可导致严重的关闭不全。

(1)单叶瓣畸形:单叶瓣畸形可引起严重的先天性主动脉瓣狭窄,是导致婴儿死亡的重要原因之一,多数在儿童时期出现症状,青春期前即需矫治。

(2)二叶瓣畸形:二叶式主动脉瓣通常为常染色体显性遗传,伴有不完全的外显率,在一级亲缘关系的超声心动图中可以证实。二叶瓣通常合并有升主动脉扩张,与主动脉中层的退化加速有关。在一些病例中,可能会进展为明显的动脉瘤。在二叶式主动脉瓣的患者中,主动脉根部的增宽是发展为主动脉瓣关闭不全的另一病因。

(3)三叶瓣畸形:三叶式先天性畸形瓣膜,其瓣尖大小不一,有些和交界粘连。虽然这种瓣膜大多数可维持正常的功能,但轻度的先天性结构异常产生的血流湍流,引起瓣膜纤维化,最终导致钙化和狭窄。成年人的三叶式主动脉瓣狭窄可能是先天性、风湿性或退行性变引起。

2.后天性主动脉瓣狭窄

(1)风湿性心脏病:风湿性主动脉瓣狭窄为交界处或瓣尖的粘连和融合,以及瓣环小叶的血管化,导致瓣尖游离缘的回缩和僵硬。钙化结节可形成于瓣口表面,或者瓣口上,以致瓣口缩小成圆形或三角形。因此,风湿性的瓣膜关闭不全和狭窄常同时发生。心脏通常具有风湿性心脏病的其他特点，特别是二尖瓣的累及。随着风湿热在我国发病率降低，风湿热性主动脉瓣狭窄呈下降趋势。

(2)老年性主动脉瓣钙化：与年龄相关的主动脉瓣退行性狭窄(既往称老年性)是目前成年人主动脉瓣狭窄最常见的病因，也是主动脉瓣狭窄需要进行主动脉瓣置换的最常见原因。人群超声心动图研究显示，在≥65岁的人群中，2%存在明显的钙化性主动脉瓣狭窄，而29%与年龄相关性主动脉瓣硬化的人群不伴有狭窄。钙化的进程，开始沿着基底的曲状线，导致瓣尖的固定。这种过程极少引起明显的主动脉瓣关闭不全。

年龄相关性主动脉瓣狭窄或退行性钙化性主动脉瓣狭窄和二尖瓣环钙化具有同样的危险因素，并且两者经常同时存在。发展为钙化主动脉瓣狭窄的危险因素与血管粥样硬化相似，包括血清 LDL-C 和 Lp(α)升高、糖尿病、吸烟和高血压。因此，年龄相关性的主动脉瓣硬化增加心血管病死亡发生的危险性。相关回顾性研究显示羟甲基戊二酸单酰酶 A 还原酶(他汀类)的治疗可延缓钙化性主动脉瓣狭窄的进展，这种作用已经在动物的高胆固醇血症模型中得到证实。因此，一致认为“退行性”钙化性主动脉瓣狭窄与粥样硬化具有许多相同的病理特点，并且采用干预的方法可以使这一过程延缓(甚至可能阻止)。但对于二叶式主动脉瓣的患者，如果在年轻时应用同样的方法是否可以延缓严重的主动脉瓣狭窄还有待于进一步研究。

钙化性主动脉瓣狭窄可见于其他一些情况，包括 Paget 骨病和终末期肾病。类风湿累及瓣膜是主动脉瓣狭窄极少见病因，导致瓣叶结构结节样增厚和主动脉近段的受累。

在血流动力学方面，明显的主动脉瓣狭窄可引起左心室向心性肥厚，心脏质量达 1 000 g，室间隔突出并侵占右心室腔。当发生左心衰竭时，可并发心室扩大，左心房增大和左心房高压引起继发性肺血管床、右心和全身静脉床的改变。单独的主动脉瓣狭窄可引起明显的肺动脉高压，但一般较伴有二尖瓣病变者为少。

(二)病理与分型

风湿性主动脉瓣狭窄表现为瓣膜炎、反复发作，使瓣叶纤维组织增生、增厚、变硬，瓣叶相互粘连、融合、卷缩，使瓣口缩小，常伴有钙化。

先天性主动脉瓣狭窄是胚胎期瓣膜互相融合成瓣环过程发育不全、瓣环小的结果。先天性主动脉瓣狭窄可分为单叶式、二叶式、三叶式或四叶式。最常见的为二叶式畸形所导致的瓣膜狭窄，约占50%，且多为瓣膜型狭窄。两叶瓣膜大小不等，二叶式狭窄的瓣口常为新月状，瓣叶可发生纤维化，黏液变性或钙化。二叶式瓣膜畸形的冠状动脉起始口部位可因二叶瓣的位置方向不同而异，若二叶瓣膜位于左右侧，瓣膜连合部是前后方向，则冠状动脉起始口在两个瓣窦内，若二叶瓣膜位于前后方向，其瓣膜为左右连合，则冠状动脉起始口在前瓣窦。二叶式主动脉瓣在成人时的钙化多位于瓣膜基底处的瓣窦部位，钙化灶可使瓣膜表面破溃，导致血栓形成，脱落引起栓塞，严重钙化可损及房室结和左束支，引起传导阻滞和心律失常。单叶式常在出生时即已存在狭窄，瓣膜成拱顶型，狭小的瓣口在中央，或偏离中心，瓣膜有一侧与主动脉壁粘连，有时在瓣口的水平可见一交界痕迹。单叶式畸形引起严重的左心流出道梗阻，患儿多在 1 年内死亡。三叶式或四叶式瓣膜畸形其各个瓣膜大小不相等，在儿童期瓣口可无明显狭窄，但异常的瓣叶结构由于涡流冲击发生退行性变，引起瓣叶增厚、钙化、僵硬，最终导致瓣口狭窄，还可合并关闭不全。

(三)病理生理机制

正常成人主动脉瓣口面积 3～4 cm^2。主动脉瓣口面积减少至正常 1/3 前，血流动力学改变不明显。成年人主动脉瓣狭窄的阻塞为逐渐发展的漫长过程。而婴儿和儿童的先天性主动脉瓣狭窄，瓣口随着儿童的成长改变甚微，因此阻塞发展较慢。左心室对于严重血流阻塞的反应是心脏扩大和心搏量降低。

因左心室收缩逐渐变为等长收缩，左心室压力波呈一圆形，而不是平坦的顶峰。严重主动脉瓣狭窄的特征是左心室舒张末期压力升高，常反映为肥厚的左心室壁顺应性降低。

在严重的主动脉瓣狭窄患者，由于肥大左心房收缩增强和左心室顺应性下降的共同作用，大 a 波通常出现于左心房压力波中。主动脉瓣狭窄时，心房的收缩在心室充盈过程中起重要作用，它可以提高左心室舒张末期压力，而不伴随平均左心房压力升高。左心房的“助推泵”功能，可防止肺静脉和毛细血管压升高导致的肺淤血，同时维持肥厚的左心室有效收缩所需的舒张末期的压力。对于严重主动脉瓣狭窄患者，当伴有心房颤动或房室分离时，因心房丧失了合适时间的有力收缩，可造成临床症状迅速恶化。

尽管大部分严重主动脉瓣狭窄患者静息状态下心排血量在正常范围内，但在运动时难以像正常时一样升高。在疾病的后期，心排血量、每搏量、左心室-主动脉瓣压力阶差均见下降，而平均左心房、肺毛细血管、肺动脉、右心室收缩和舒张，及右心房压力相继升高。最终引起肺动脉高压和(或)肥厚的室间隔膨突入右心室腔，右心房压力波中的 a 波更明显。

严重的主动脉瓣狭窄，左心室舒张末期容积通常保持正常，直至疾病后期，但由于慢性的压力负荷增加，左心室质量增加，造成质量/容积比率增加。但质量增加的程度远不如主动脉瓣关闭不全或主动脉瓣狭窄和主动脉瓣关闭不全联合病变。

主动脉瓣狭窄时左心室的变化存在性别差异，女性通常显示正常甚至超常的心功能、左心室较小、室壁较厚、左心室向心性肥大和舒张功能不全，并有正常或低于正常的室壁收缩张力。男性则表现为左心室离心性肥厚，室壁张力过大、收缩功能不全以及心室扩大。

（四）临床表现

1.症状

主动脉瓣狭窄患者，无症状期长，直至瓣口面积≤1.0 cm^2 时才出现临床症状。心绞痛、晕厥和心力衰竭是典型主动脉瓣狭窄的常见三联征。

（1）呼吸困难：劳力性呼吸困难为晚期患者常见的首发症状，见于95%有症状的患者。随病情发展，可出现阵发性夜间呼吸困难、端坐呼吸乃至急性肺水肿。

（2）心绞痛：对于重度主动脉瓣狭窄患者来说，心绞痛是最早出现也是最常见的症状。常由运动诱发，休息及含服硝酸甘油可缓解，反映了心肌需氧和供氧之间的不平衡。产生心绞痛的原因有四点：①左心室壁增厚、心室收缩压升高和射血时间延长，增加心肌耗氧量；②左心室肥厚，导致心肌毛细血管密度相对减少；③舒张期心腔内压力增高，压迫心内膜下冠状动脉，导致心肌灌注不足；④左心室舒张末压升高致舒张期主动脉-左心室压差降低，减少冠状动脉灌注压。

（3）晕厥：见于15%～30%有症状的患者，部分仅表现为黑蒙，可为首发症状。晕厥多与劳累有关，发生于劳力当时，少数在休息时发生。机制可能为：①劳力时，外周血管扩张而心排血量不能相应增加，同时心肌缺血加重，心肌收缩力减弱引起心排血量的进一步减少；②劳力停止后回心血量减少，左心室充盈量及心排血量下降；③休息时晕厥多由于心律失常（如心房颤动、房室传导阻滞或室颤等）导致心排血量骤减所致。

2.体征

（1）心界：正常或轻度向左下扩大，心尖区可触及收缩期抬举样搏动。收缩压降低、脉压减小、脉搏细弱。在严重的主动脉瓣狭窄患者，同时触诊心尖部和颈动脉可发现颈动脉搏动明显延迟。

（2）心音：第一心音正常。如主动脉瓣严重狭窄或钙化，左心室射血时间明显延长，则主动脉瓣第二心音成分减弱或消失。由于左心室射血时间延长，第二心音中主动脉瓣成分延迟，严重狭窄者可呈逆分裂。肥厚的左心房强有力收缩产生明显的第四心音。如瓣叶活动度正常，可在胸骨右、左缘和心尖区听到主动脉瓣射流音，如瓣叶钙化僵硬则射流音消失。

(3)心脏杂音：典型杂音为粗糙而响亮的射流性杂音，3/6 级以上，呈递增-递减型，向颈部传导，在胸骨右缘 1～2 肋间听诊最清楚。一般来说，杂音越响，持续时间越长，高峰出现越晚，提示狭窄程度越重。左心室衰竭或心排血量减少时，杂音消失或减弱。长舒张期之后，如期前收缩后的长期代偿间期之后或心房颤动的长心动周期时，心搏量增加，杂音增强。

(五)辅助检查

1.X 线检查

心影可正常或左心室增大，升主动脉可见扩张。

2.心电图

轻者心电图正常，中度狭窄者可出现 QRS 波群电压增高伴轻度 ST-T 改变，严重者可出现左心室肥厚伴劳损和左心房增大的表现。

心电图的主要改变为左心室高电压，见于约 85%的严重主动脉瓣狭窄的患者。但无左心室肥大并不能排除严重的主动脉瓣狭窄。成人心电图胸前导联电压的绝对值与阻塞严重程度的相关性较差，但先天性主动脉瓣狭窄的儿童则具有非常好的相关性。在 QRS 波主波向上的导联中，T 波倒置和 ST 段压低较为常见。主动脉瓣狭窄患者 ST 段压低超过 0.2 mV(左心室劳损)提示严重左心室肥大。偶尔可见“假性梗死”类型，其特征为右胸导联 R 波消失。严重单纯主动脉瓣狭窄患者中超过 80%有左心房扩大。其主要表现为 V_1 导联见有高尖而延迟的倒置 P 波，而不是Ⅱ导联 P 波间期延长，这提示左心房肥大而不是扩张。心房颤动很少见于单纯主动脉瓣狭窄，一旦出现，则为晚期表现。如果出现在非晚期主动脉瓣狭窄的患者中，提示合并有二尖瓣病变。

5%的钙化性主动脉瓣狭窄患者中，主动脉瓣钙化浸润至传导系统而引起不同程度的房室或室内传导阻滞。伴有二尖瓣环钙化的患者传导障碍较为多见。

3.超声心动图

(1)不同原因的主动脉瓣狭窄其主动脉瓣有不同的超声表现。如为先天性二瓣化主动脉瓣，可见主动脉瓣为二叶瓣，开放受限；如为风湿者，则可见主动脉瓣回声增粗增强，呈斑点状和团块状，收缩期瓣口开放受限，瓣口缩小变形，心底短轴切面主动脉瓣舒张期失去正常的 Y 型结构。

(2)主动脉增宽、搏动幅度低,主动脉瓣六边形盒样结构变形,开放幅度小:一般狭窄幅度<15 mm,中度狭窄幅度<10 mm,重度狭窄幅度<7 mm。

(3)左室壁肥厚。

(4)彩色多普勒在主动脉内显示变窄的五彩镶嵌射流束,频谱多普勒在主动脉瓣口可探及收缩期湍流频谱,频谱峰值速度可>4 m/s。

(5)主动脉瓣狭窄程度的定量评估 跨瓣压差:最大瞬时压差、平均压差。瓣口面积:测量方法有连续方程式原理和格林公式法。

4.心导管检查

二维超声心动图通常可以评价严重主动脉瓣狭窄患者的左心室功能,主动脉瓣形态和活动性,以及血流动力学的严重程度,而心导管检查的原则是对考虑外科手术的主动脉瓣狭窄患者鉴别是否合并冠状动脉疾病,对于主动脉瓣狭窄和严重阻塞的患者不主张常规左心室造影。左心室和主动脉瓣的血管造影检查可明确狭窄瓣膜的瓣尖数,发现增厚瓣膜的隆起及收缩期射血流方向。

心导管检查对主动脉瓣狭窄患者并非常规。然而,当超声心动图数据不明确,或质量差,或与临床表现矛盾,或主动脉瓣狭窄伴有低心排血量、左心室功能减退时,通过心导管检查进行血流动力学检测明确主动脉瓣狭窄的严重程度是必要的。在该情况下,静息时和运动时通过主动脉瓣血流增加的血流动力检测(如多巴酚丁胺滴注试验)以判断主动脉瓣狭窄的严重程度,可为决定外科手术指征和其他治疗方案提供依据。

(六)诊断与鉴别诊断

1.诊断

典型主动脉瓣区射流样收缩期杂音,较易诊断主动脉瓣狭窄,确诊有赖于超声心动图。合并关闭不全和二尖瓣病变者多为风湿性心脏瓣膜病;65 岁以下、单纯主动脉瓣病变者多为先天畸形;超过 65 岁者以退行性老年钙化性病变多见。

2.鉴别诊断

临床上主动脉瓣狭窄应与以下情况的主动脉瓣区收缩期杂音相鉴别。

(1)梗阻性肥厚型心肌病:收缩期二尖瓣前叶前移,致左心室流出道梗阻,可在胸骨左缘第 4 肋间闻及中或晚期射流性收缩期杂音,不向颈部和锁骨下区传导,有快速上升的重搏脉。超声心动图显示左心室壁不对称肥厚,室间隔明显增厚,与左室后壁之比≥1.3。

(2)其他:先天性主动脉瓣上狭窄、先天性主动脉瓣下狭窄等均可闻及收缩期杂音，如杂音传导至胸骨左下缘或心尖区时，应与二尖瓣关闭不全、三尖瓣关闭不全或室间隔缺损的全收缩期杂音区别。

（七）并发症

1.心律失常

10%的患者可发生心房颤动，可导致左心房压升高和心排血量明显减少，临床症状迅速恶化，可致严重低血压、晕厥或肺水肿。主动脉瓣钙化累及传导系统可致房室传导阻滞，左心室肥厚、心内膜下心肌缺血或冠状动脉栓塞可导致室性心律失常。

2.心源性猝死

无症状者发生猝死少见，多发生于既往有症状者。

3.充血性心力衰竭

发生左心衰竭后自然病程缩短，若不行手术治疗，50%的患者于2年内死亡。

4.感染性心内膜炎

不常见。

5.体循环栓塞

少见，多见于钙化性主动脉瓣狭窄者。

6.胃肠道出血

部分患者有胃肠道血管发育不良，可合并胃肠道出血。多见于老年的瓣膜钙化患者，出血多为隐匿和慢性。人工瓣膜置换术后出血可停止。

（八）内科治疗和介入治疗

1.内科治疗

主动脉瓣狭窄时内科主要治疗是预防感染性心内膜炎。无症状者无需治疗，应定期随访。轻度狭窄者每2年复查一次，体力活动不受限制；中度及重度狭窄者应避免剧烈体力活动，每6～12个月复查一次。一旦出现症状，需手术治疗。心力衰竭患者等待手术过程中，可慎用利尿剂以缓解肺充血。出现心房颤动，应尽早电转复，否则可能导致急性左心衰竭。ACEI类使用时亦需谨慎，但适用于症状性左心室收缩功能不全不适合手术的患者。使用时需从小剂量开始，缓慢增加量至目标剂量，谨防低血压。β受体阻滞剂可抑制心肌功能，并导致左心室功能衰竭，应当禁用。

严重主动脉瓣狭窄患者中不到10%的患者可并发心房颤动或心房扑动，可能因疾病后期左心房增大之故。主动脉瓣狭窄患者发生此类心律失常时，应考虑合并二尖瓣病变可能。当心房颤动时，由于心室率过快可引起心绞痛。丧失心房收缩组成的心室充盈致心排血量骤然下降而引起严重的低血压。因此，心房颤动应当及时处理，通常需要心脏复律，并排除既往未发现的二尖瓣病变。严重的主动脉瓣狭窄的成年人考虑手术治疗时需进行冠状动脉造影检查。临床表现与超声心动图检查发现不一致时，有指征进行左心导管检查。

2.介入治疗

凡出现临床症状者，均应考虑手术治疗。若不做主动脉瓣置换，3 年死亡率可达 75%。主动脉瓣置换后，存活率接近正常。

(1)经皮主动脉瓣球囊成形术：经股动脉逆行将球囊导管推送至主动脉瓣，用生理盐水与造影剂各半的混合液体充盈球囊，裂解钙化结节，伸展主动脉瓣环和瓣叶，解除瓣叶和分离融合交界处，减轻狭窄和症状。其优点是无需开胸，微创、经济，近期疗效与直视下主动脉瓣分离术相仿，但不能降低远期死亡率，且操作死亡率 3%，1 年死亡率 45%。

与经皮球囊二尖瓣成形术不同，经皮球囊主动脉瓣成形术临床应用具有一定局限性，主要治疗对象为高龄、有心力衰竭等手术高危患者，用于改善左心室功能和症状。其适应证包括：①由于严重主动脉瓣狭窄的心源性休克者；②严重主动脉瓣狭窄需急诊非心脏手术治疗，因有心力衰竭而具极高手术危险者，作为等待人工瓣膜置换的过渡；③严重主动脉瓣狭窄的妊娠妇女；④严重主动脉瓣狭窄，拒绝手术治疗的患者。

(2)经皮主动脉瓣置换术：自 2002 年首例患者接受经皮主动脉瓣置换术以来，目前全球已有超过 1 万例患者获益。此手术可通过两种途径进行：一是经股动脉穿刺途径把人工瓣膜输送到原来瓣膜位置，扩张以后取代原来的瓣膜行使正常功能；二是经胸部切开一个小的切口，通过心尖直接把人工心脏瓣膜植入，该手术方法风险较高且成功率低。目前，经皮主动脉瓣置换术还不是治疗主动脉瓣狭窄的首选方法。在一些不适合外科手术的高危患者中(如极高龄、慢性肺部疾病、肾衰竭、贫血、肿瘤)，它的出现无疑将改善这类患者的生活质量。

(九)外科治疗

主动脉瓣狭窄的外科治疗是为解除主动脉瓣跨瓣压差，减轻左心室后负荷，减轻左室过度肥厚。

(1)手术适应证：①主动脉瓣开口面积 $<0.7\ cm^2$，收缩期跨瓣压力阶差大于 2.7 kPa (50 mmHg)；②出现临床症状：劳力性呼吸困难、心绞痛、晕厥或充血性

心力衰竭;③重度主动脉瓣狭窄需要行升主动脉手术或其他心脏瓣膜手术。

(2)手术方式:具体如下。①主动脉瓣切开术:需要在体外循环下完成,多用于先天性主动脉瓣发育畸形导致的狭窄,主要是沿交界融合线切开瓣膜,适用于儿童和瓣膜质量好的患者。但手术是姑息性的,最终需要接受主动脉瓣置换术。②主动脉瓣置换术:体外循环辅助下,直视切开升主动脉,灌注心肌保护液,切除病变主动脉瓣叶,置换合适大小的人工瓣膜(生物瓣或机械瓣)。③经皮主动脉瓣置换术:仅仅适用于无法耐受体外循环手术的患者。

第五章 冠状动脉粥样硬化性心脏病

第一节 动脉粥样硬化

动脉粥样硬化是西方发达国家的流行性疾病，随着我国人民生活水平提高和饮食习惯的改变，该病亦成为我国的主要死亡原因。动脉粥样硬化始发于儿童时代而持续进展，通常在中年或中老年出现临床症状。由于动脉粥样硬化斑块表现为脂质和坏死组织的聚集，因此以往被认为是一种退行性病变。目前认为本病变是多因素共同作用的结果，首先是局部平滑肌细胞、巨噬细胞及T淋巴细胞的聚集；其次是包括胶原、弹力纤维及蛋白多糖等结缔组织基质和平滑肌细胞的增生；再者是脂质积聚，其中主要含胆固醇结晶及游离胆固醇和结缔组织，粥样硬化斑块中脂质及结缔组织的含量决定斑块的稳定性以及是否易导致急性缺血事件的发生。

一、病因与发病机制

本病的病因尚不完全清楚，大量的研究表明本病是多因素作用所致，这些因素称为危险因素。

（一）病因

1.血脂异常

血脂在血液循环中以脂蛋白形式转运，脂蛋白分为乳糜微粒、极低密度脂蛋白（VLDL）、低密度脂蛋白（LDL）、中等密度脂蛋白（IDL）及高密度脂蛋白（HDL）。各种脂蛋白导致粥样硬化的危险程度不同：富含甘油三酯（TG）的脂蛋白如乳糜微粒和VLDL被认为不具有致粥样硬化的作用，但它们脂解后的残粒如乳糜微粒残粒和IDL能导致粥样硬化。现已明确VLDL代谢终末产物LDL

以及脂蛋白(a)[Lp(a)]能导致粥样硬化,而HDL则有心脏保护作用。

血脂异常是指循环血液中的脂质或脂蛋白的组成成分浓度异常,可由遗传基因和(或)环境条件引起,使循环血浆中脂蛋白的形成、分解和清除发生改变,血液中的脂质主要包括总胆固醇(TC)和TG。采用3-羟甲基戊二酰辅酶A(HMG-CoA)还原酶抑制剂(他汀类)降低血脂,可以使各种心血管事件的危险性降低30%。其中心肌梗死危险性下降60%左右。调整血脂治疗后还可能使部分粥样硬化病灶减轻或消退。

2.高血压

无论地区或人种,血压和心脑血管事件危险性之间的关系连续一致,持续存在并独立于其他危险因素。年龄在40~70岁之间,收缩压在15.3~24.7 kPa(115~185 mmHg)、舒张压在10.0~15.3 kPa(75~115 mmHg)的个体,收缩压每增加2.7 kPa(20 mmHg),舒张压每增加1.3 kPa(10 mmHg),其心血管事件的危险性增加一倍,临床研究发现,降压治疗能减少35%~45%的脑卒中、20%~25%的心肌梗死。

3.糖尿病

胰岛素依赖型和非胰岛素依赖型糖尿病是冠心病的重要危险因素,在随访观察14年的Rancho Bemardo研究中,与无糖尿病者相比,非胰岛素依赖型糖尿病患者的冠心病死亡相对危险度在男性是1.9,在女性是3.3。糖尿病患者中粥样硬化发生较早并更为常见,大血管疾病也是糖尿病患者的主要死亡原因,冠心病、脑血管疾病和周围血管疾病在成年糖尿病患者的死亡原因中占75%~80%。

4.吸烟

Framingham心脏研究结果显示,平均每天吸烟10支,能使男性心血管病死率增加18%,女性心血管病死率增加31%。此外,对有其他易患因素的人来说,吸烟对冠心病的病死率和致残率有协同作用。

5.遗传因素

动脉粥样硬化有在家族中聚集发生的倾向,家族史是较强的独立危险因素。冠心病患者的亲属比对照组的亲属患冠心病的危险增大2.0~3.9倍,双亲中有70岁前患心肌梗死的男性发生心肌梗死的相对危险性是2.2。阳性家族史伴随的危险性增加,可能是基因对其他易患因素介导而起作用,如肥胖、高血压、血脂异常和糖尿病等。

6.体力活动减少

定期体育活动可减少冠心病事件的危险,不同职业的发病率回顾性研究表

明，与积极活动的职业相比，久坐的职业人员冠心病的相对危险增加1.9。从事中等度体育活动者中，冠心病病死率比活动少的人降低1/3。

7.年龄和性别

病理研究显示，动脉粥样硬化是从婴儿期开始的缓慢发展的过程；出现临床症状多见于40岁以上的中、老年人，49岁以后进展较快；致死性心肌梗死患者中约4/5是65岁以上的老年人，高胆固醇血症引起的冠心病病死率随年龄增加而增高。本病多见于男性，男性的冠心病病死率为女性的2倍。

8.乙醇

大量观察表明，适量饮酒可以降低冠心病的病死率。这种保护作用被认为与乙醇对血脂及凝血因子的作用有关，适量饮酒可以升高HDL及载脂蛋白并降低纤维蛋白原浓度，另外还可抑制血小板聚集。以上都与延缓动脉粥样硬化发展、降低心脑血管疾病病死率有关。但是大量乙醇摄入可导致高血压及出血性脑卒中的发生。

(二)发病机制

曾有多种学说从不同角度来阐述该病的发病机制。最早提出的是脂肪浸润学说，该学说认为血液中增高的脂质侵入动脉壁，堆积在平滑肌细胞、胶原和弹性纤维之间，引起平滑肌细胞增生。后者与来自血液的单核细胞一样可吞噬大量脂质成为泡沫细胞。脂蛋白降解而释放出胆固醇、胆固醇酯、TG和其他脂质，LDL-C还和动脉壁的蛋白多糖结合产生不溶性沉淀，都能刺激纤维组织增生，所有这些成分共同组成粥样斑块。其后又提出血小板聚集和血栓形成学说以及平滑肌细胞克隆学说。前者强调血小板活化因子(PAF)增多，使血小板黏附和聚集在内膜上，释出血栓素A_2(TXA_2)、血小板源生长因子(PDGF)，成纤维细胞生长因子(FGF)、第Ⅷ因子、血小板第4因子(PF4)等，促使内皮细胞损伤、LDL侵入、单核细胞聚集、平滑肌细胞增生和迁移、成纤维细胞增生、血管收缩、纤溶受抑制等，都有利于粥样硬化形成。后者强调平滑肌细胞的单克隆性增殖，使之不断增生并吞噬脂质，形成动脉粥样硬化。

二、病理解剖

动脉粥样硬化是累及体循环系统从大型弹力型(如主动脉)到中型肌弹力型(如冠状动脉)动脉内膜的疾病。其特征是动脉内膜散在的斑块形成，严重时这些斑块也可以融合。每个斑块的组成成分不同，脂质是基本成分。内膜增厚严格地说不属于粥样硬化斑块而是血管内膜对机械损伤的一种适应性反应。

正常动脉壁由内膜、中膜和外膜3层构成，动脉粥样硬化斑块大体解剖上有的呈扁平的黄斑或线（脂质条纹），有的呈高起内膜表面的白色或黄色椭圆形丘（纤维脂质性斑块）。前者（脂质条纹）见于5～10岁的儿童，后者（纤维脂质性斑块）始见于20岁以后，在脂质条纹基础上形成。

根据病理解剖，可将粥样硬化斑块进程分为6期。

（1）第Ⅰ期（初始病变）：单核细胞黏附在内皮细胞表面，并从血管腔面迁移到内皮下。

（2）第Ⅱ期（脂质条纹期）：主要由含脂质的巨噬细胞（泡沫细胞）在内皮细胞下聚集而成。

（3）第Ⅲ期（粥样斑块前期）：Ⅱ期病变基础上出现细胞外脂质池。

（4）第Ⅳ期（粥样斑块期）：两个特征是病变处内皮细胞下出现平滑肌细胞以及细胞外脂质池融合成脂核。

（5）第Ⅴ期（纤维斑块期）：在病变处脂核表面有明显结缔组织沉着形成斑块的纤维帽。有明显脂核和纤维帽的斑块为Ⅴa型病变（图5-1）；有明显钙盐沉着的斑块为Ⅴb型病变；主要由胶原和平滑肌细胞组成的病变为Ⅴc型病变。

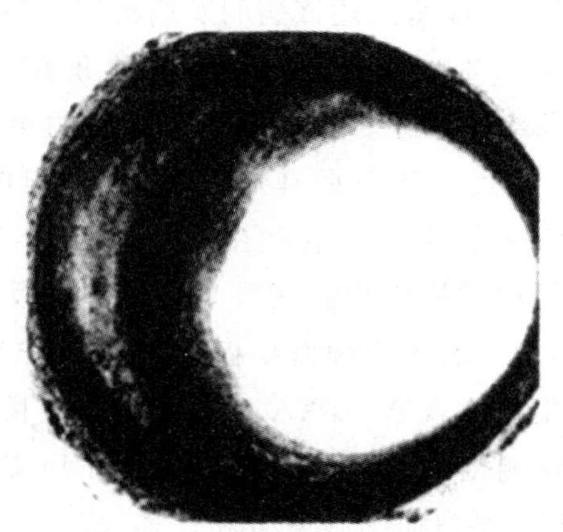

图5-1　动脉粥样硬化Ⅴa型病变，可见薄纤维帽和较大的脂核

（6）第Ⅵ期（复杂病变期）。此期又分为3个亚型：Ⅵa型病变为斑块破裂或溃疡，主要由Ⅳ期和Ⅴa型病变破溃而形成；Ⅵb型病变为壁内血肿，是由斑块内出血所致；Ⅵc型病变指伴血栓形成的病变，多由于在Ⅵa型病变的基础上并发血栓形成，可导致管腔完全或不完全堵塞。

三、临床表现

根据粥样硬化斑块的进程可将其临床过程分为4期。

(一)无症状期或隐匿期

其过程长短不一,对应于Ⅰ～Ⅲ期病变及大部分Ⅳ期和Ⅴa型病变,粥样硬化斑块已形成,但尚无管腔明显狭窄,因此无组织或器官受累的临床表现。

(二)缺血期

由于动脉粥样硬化斑块导致管腔狭窄、器官缺血所产生。对应于Ⅴb和Ⅴc及部分Ⅴa型病变。根据管腔狭窄的程度及所累及的靶器官不同,所产生的临床表现也有所不同。冠状动脉狭窄导致心肌缺血可表现为心绞痛,长期缺血可导致心肌冬眠及纤维化。肾动脉狭窄可引起顽固性高血压和肾功能不全。在四肢动脉粥样硬化中以下肢较为多见,尤其是腿部动脉。由于血供障碍,引起下肢发凉、麻木和间歇性跛行,即行走时发生腓肠肌麻木、疼痛以至痉挛,休息后消失,再走时又出现,严重时可持续性疼痛,下肢动脉尤其是足背动脉搏动减弱或消失。其他内脏器官血管狭窄可产生靶器官缺血的相应症状。

(三)坏死期

由于动脉管腔堵塞或血管腔内血栓形成而产生靶器官组织坏死的一系列症状。冠状动脉闭塞表现为急性心肌梗死。下肢动脉闭塞可表现为肢体的坏疽。

(四)纤维化期

组织坏死后可经纤维化愈合,但不少患者可不经坏死期而因长期缺血进入纤维化期,而在纤维化期的患者也可发生缺血期的表现。靶器官组织纤维化、萎缩而引起症状。心脏长期缺血纤维化,可导致心脏扩大、心功能不全、心律失常等表现。长期肾脏缺血可导致肾萎缩并发展为肾衰竭。

主动脉粥样硬化大多数无特异症状,叩诊时可发现胸骨柄后主动脉浊音区增宽,主动脉瓣区第二心音亢进而带金属音调,并有收缩期杂音。收缩期血压升高,脉压增宽,桡动脉触诊可类似促脉。X线检查可见主动脉结向左上方凸出,主动脉影增宽和扭曲,有时可见片状或弧状钙质沉着阴影。主动脉粥样硬化还可形成主动脉瘤,以发生在肾动脉开口以下的腹主动脉处最为多见,其次在主动脉弓和降主动脉。腹主动脉瘤多在体检时因见腹部有搏动性肿块而发现,腹壁上相应部位可听到杂音,股动脉搏动可减弱。胸主动脉瘤可引起胸痛、气急、吞咽困难、咯血、声带因喉返神经受压导致声音嘶哑、气管移位或受压、上腔静脉或肺动脉受压等表现。X线检查可见相应部位血管影增大。

四、实验室检查

(一)实验室检查

本病尚缺乏敏感而又特异的早期实验室诊断方法。血液检查有助于危险因素如脂质或糖代谢异常的检出,其中的脂质代谢异常主要表现为TC增高、LDL-C增高、HDL-C降低、TG增高、Apo-A降低、Apo-B和Lp(a)增高。部分动脉的病变(如颈动脉、下肢动脉、肾动脉等)可经体表超声检测到。X线平片检查可发现主动脉粥样硬化所导致的血管影增宽和钙化等表现。

(二)特殊检查

CT或磁共振成像有助于判断脑动脉的功能情况以及脑组织的病变情况。电子束CT根据钙化的检出,来评价冠状动脉病变,而随着技术的进步,多排螺旋CT血管造影技术已被广泛用于无创性地评价动脉的病变,包括冠状动脉。静息和负荷状态下的放射性核素心脏检查、超声心动图检查、ECG检查以及磁共振技术,有助于诊断冠状动脉粥样硬化所导致的心肌缺血。数字减影血管造影(DSA)可显示动脉粥样硬化病变所累及的血管如冠状动脉、脑动脉、肾动脉、肠系膜动脉和四肢动脉的管腔狭窄或动脉瘤样病变以及病变的所在部位、范围和程度,有助于确定介入治疗或外科治疗的适应证和选择施行手术的方式。血管内超声显像(IVUS)和光学相干断层扫描(OCT)是侵入性检查方法,可直接观察粥样硬化病变,了解病变的性质和组成,因而对病变的检出更敏感和准确。血管镜检查在识别粥样病变基础上的血栓形成方面有独特的应用。

五、诊断和鉴别诊断

本病的早期诊断相当困难。当粥样硬化病变发展引起管腔狭窄甚至闭塞或血栓形成,从而导致靶器官出现明显病变时,诊断并不困难。年长患者有血脂异常,动脉造影发现血管狭窄性病变,应首先考虑诊断本病。主动脉粥样硬化引起的主动脉变化和主动脉瘤,需与梅毒性主动脉炎和主动脉瘤鉴别,胸片发现主动脉影增宽还应与纵隔肿瘤相鉴别。其他靶器官的缺血或坏死表现需与其他原因的动脉病变所引起者相鉴别。冠状动脉粥样硬化引起的心绞痛和心肌梗死,需与其他原因引起的冠状动脉病变如冠状动脉炎、冠状动脉畸形、冠状动脉栓塞等相鉴别。心肌纤维化需与其他心脏病特别是原发性扩张型心肌病相鉴别。肾动脉粥样硬化所引起的高血压,需与其他原因的高血压相鉴别,肾动脉血栓形成需与肾结石相鉴别。四肢动脉粥样硬化所产生的症状,需与多发性动脉炎等其他可能导致动脉病变的原因鉴别。

六、防治和预后

首先应积极预防其发生,如已发生应积极治疗,防止病变发展并争取逆转。已发生器官功能障碍者,应及时治疗,防止其恶化,延长患者寿命。血运重建治疗可恢复器官的血供,其效果取决于可逆性缺血的范围和残存的器官功能。

(一)一般预防措施

1.发挥患者的主观能动性配合治疗

经过防治,本病病情可得到控制,病变可能部分消退,患者可维持一定的生活和工作能力。此外,病变本身又可以促使动脉侧支循环的形成,使病情得到改善。因此说服患者耐心接受长期的防治措施至关重要。

2.合理的膳食

(1)膳食总热量不能过高,以维持正常体重为度,40 岁以上者尤应预防发胖。正常体重的简单计算方法为:身高(cm)－105＝体重(kg);或 BMI＜24 为正常,可供参考。

(2)超过正常标准体重者,应减少每天饮食的总热量,食用低脂、低胆固醇食物,并限制摄入蔗糖及含糖食物。

(3)年过 40 岁者即使血脂无异常,也应避免经常食用过多的动物性脂肪和含胆固醇较高的食物,如:肥肉、肝、脑、肾、肺等内脏,鱿鱼、墨鱼、鳗鱼、骨髓、猪油、蛋黄、蟹黄、鱼子、奶油及其制品、椰子油、可可油等。如血 TC、TG 等增高,应食用低胆固醇、低动物性脂肪食物,如鱼肉、鸡肉、各种瘦肉、蛋白、豆制品等。

(4)已确诊有冠状动脉粥样硬化者,严禁暴饮暴食,以免诱发心绞痛或心肌梗死。合并有高血压或心力衰竭者,应同时限制盐的摄入。

(5)提倡饮食清淡,多食富含维生素 C(如新鲜蔬菜、瓜果)和植物蛋白(如豆类及其制品)的食物,在可能条件下,尽量以豆油、菜籽油、麻油、玉米油、茶油、米糠油、红花油等为食用油。

3.适当的体力劳动和体育锻炼

一定的体力劳动和体育活动对预防肥胖、锻炼循环系统的功能和调整血脂代谢均有益,是预防本病的积极措施。体力活动量根据个体的身体情况、体力活动习惯和心脏功能状态来规定,以不过多增加心脏负担和不引起不适感觉为原则。体育活动要循序渐进,不宜勉强做剧烈活动;对老年人提倡散步、做保健体操、打太极拳等。

4.合理安排工作和生活

生活要有规律,保持乐观、愉快的情绪,避免过度劳累和情绪激动,注意劳逸结合,保证充分睡眠。

5.积极治疗与本病有关的一些疾病

与本病有关的一些疾病包括高血压、肥胖症、高脂血症、痛风、糖尿病、肝病、肾病综合征和有关的内分泌病等。不少学者认为,本病的预防措施应从儿童期开始,即儿童也应避免摄食过量高胆固醇、高动物性脂肪的饮食,防止肥胖。

(二)药物治疗

1.降血脂药

降血脂药又称调脂药物,血脂异常的患者,经上述饮食调节和进行体力活动后仍未正常者,可按血脂的具体情况选用下列调血脂药物。

(1)HMG-CoA 还原酶抑制剂(他汀类药物):HMG-CoA 还原酶是胆固醇合成过程中的限速酶,他汀类药物部分结构与 HMG-CoA 结构相似,可和 HMG-CoA竞争酶的活性部位,从而阻碍 HMG-COA 还原酶的作用,因而抑制胆固醇的合成,血胆固醇水平降低。细胞内胆固醇含量减少又可刺激细胞表面 LDL 受体合成增加,从而促进 LDL、VLDL 通过受体途径代谢降低血清 LDL 含量。常见的不良反应有乏力、胃肠道症状、头痛和皮疹等,少数病例出现肝功能损害和肌病的不良反应,也有横纹肌溶解症致死的个别报道,长期用药要注意监测肝、肾功能和肌酸激酶。常用制剂有洛伐他汀 20～40 mg,普伐他汀 20～40 mg,辛伐他汀 10～40 mg,氟伐他汀 40～80 mg,阿托伐他汀 10～40 mg,瑞舒伐他汀5～20 mg,均为每天 1 次。一般他汀类药物的安全性高和耐受性好,其疗效远远大于产生不良反应的风险,但对高龄、低体重、基础肾功能不全及严重心功能不全者应密切监测。

(2)氯贝丁酯类:又称贝丁酸或纤维酸类。其降血 TG 的作用强于降总胆固醇,并使 HDL-C 增高,且可减少组织胆固醇沉积。可选用以下药物:非诺贝特 100 mg,3 次/天,其微粒型制剂 200 mg,1 次/天;吉非贝齐 600 mg,2 次/天;苯扎贝特 200 mg,2～3 次/天;环丙贝特 50～100 mg,1 次/天等。这类药物有降低血小板黏附性、增加纤维蛋白溶解活性和减低纤维蛋白原浓度、削弱凝血的作用,与抗凝药合用时,要注意抗凝药的用量。少数患者有胃肠道反应、皮肤发痒和荨麻疹以及一过性血清转氨酶增高和肾功能改变。宜定期检查肝、肾功能。

(3)烟酸类:烟酸口服 3 次/天,每次剂量从 0.1 g 逐渐增加到最大量 1.0 g,

有降低血甘油三酯和总胆固醇、增高 HDL-C 以及扩张周围血管的作用。可引起皮肤潮红和发痒、胃部不适等不良反应，故不易耐受；长期应用还要注意检查肝功能。同类药物有阿昔莫司，口服 250 mg，3 次/天，不良反应较烟酸少，适用于血 TG 水平明显升高、HDL-C 水平明显低者。

（4）胆酸螯合树脂类：为阴离子交换树脂，服后吸附肠内胆酸，阻断胆酸的肠肝循环，加速肝中胆固醇分解为胆酸，与肠内胆酸一起排出体外而使血 TC 下降。有考来烯胺 4～5 g，3 次/天；考来替泊 4～5 g，3～4 次/天等。胆酸螯合树脂类药物可引起便秘等肠道反应，近年采用微粒型制剂，不良反应减少，患者较易耐受。

（5）其他调节血脂药：①普罗布考 0.5 g，2 次/天，有抗氧化作用并可降低胆固醇，但 HDL-C 也降低，主要的不良反应包括胃肠道反应和 Q-T 间期延长。②不饱和脂肪酸类，包括从植物油提取的亚油酸、亚油酸乙酯等和从鱼油中提取的多价不饱和脂肪酸如 EPA 和 DHA，后两者用量为 3～4 g/d。③维生素类，包括维生素 C（口服至少 1 g/d）、维生素 B_6（口服 50 mg，3 次/天）、泛酸的衍生物泛硫乙胺（口服 200 mg，3 次/天）、维生素 E（口服 100 mg，3 次/天）等，其降脂作用较弱。

2.抗血小板药物

抗血小板黏附和聚集的药物，可防止血栓形成，有助于防止血管阻塞性病变病情发展。可选用的药物有以下几种。

（1）阿司匹林：主要抑制 TXA_2 的生成，较少影响前列环素的产生，建议剂量 50～300 mg/d。

（2）氯吡格雷或噻氯匹定：通过 ADP 受体抑制血小板内 Ca^{2+} 活性，并抑制血小板之间纤维蛋白原桥的形成，氯吡格雷 75 mg/d，噻氯匹定 250 mg，1～2 次/天，噻氯匹定有骨髓抑制的不良反应，应随访血常规，已较少使用。

（3）血小板糖蛋白Ⅱb/Ⅲa（GPⅡb/Ⅲa）受体阻滞剂，能通过抑制血小板 GPⅡb/Ⅲa 受体与纤维蛋白原的结合而抑制血小板聚集和功能，静脉注射制剂有阿昔单抗、替罗非班等，主要用于 ACS 患者，口服制剂的疗效不肯定。

（4）双嘧达莫 50 mg，3 次/天，可使血小板内环磷酸腺苷增高，抑制 Ca^{2+} 活性，可与阿司匹林合用。

（5）西洛他唑是磷酸二酯酶抑制剂，50～100 mg，2 次/天。

（三）预后

本病的预后随病变部位、程度、血管狭窄发展速度、受累器官受损情况和有无并发症而不同。重要器官如脑、心、肾动脉病变导致脑卒中、心肌梗死或肾衰竭者,预后不佳。

第二节 慢性心肌缺血综合征

慢性心肌缺血综合征主要包括慢性稳定型心绞痛、隐匿型冠心病和缺血性心肌病在内的慢性心肌缺血所致的临床类型,其中最具代表性的是稳定型心绞痛。

一、稳定型心绞痛

心绞痛是因冠状动脉供血不足,心肌发生急剧的、暂时的缺血与缺氧所引起的临床综合征,可伴心功能障碍,但没有心肌坏死。其特点为阵发性的前胸压榨性或窒息样疼痛感觉,主要位于胸骨后,可放射至心前区与左上肢尺侧面,也可放射至右臂和两臂的外侧面或颈与下颌部,持续数分钟,往往经休息或舌下含化硝酸甘油后迅速消失。

(一)分类

Braunwald 根据发作状况和机制将心绞痛分为稳定型、不稳定型和变异型心绞痛 3 种,而 WHO 根据心绞痛的发作性质进行如下分型。

1.劳力性心绞痛

劳力性心绞痛是由运动或其他心肌需氧量增加情况所诱发的心绞痛。包括 3 种类型。

(1)稳定型劳力性心绞痛,1～3 个月内心绞痛的发作频率、持续时间、诱发胸痛的劳力程度及含服硝酸酯类后症状缓解的时间保持稳定。

(2)初发型劳力性心绞痛,1～2 个月内初发。

(3)恶化型劳力性心绞痛,一段时间内心绞痛的发作频率增加,症状持续时间延长,含服硝酸甘油后症状缓解所需时间延长或需要更多的药物,或诱发症状的活动量降低。

2.自发性心绞痛

与劳力性心绞痛相比,疼痛持续时间一般较长,程度较重,且不易为硝酸甘油所缓解。包括 4 种类型。

(1)卧位型心绞痛。

(2)变异型心绞痛。

(3)中间综合征。

(4)梗死后心绞痛。

3.混合性心绞痛

劳力性和自发性心绞痛同时并存。

一般临床上所指的稳定型心绞痛即指稳定型劳力性心绞痛,常发生于劳力或情绪激动时,持续数分钟,休息或用硝酸酯制剂后消失。本病多见于男性,多数患者在40岁以上,劳力、情绪激动、饱餐、受寒、阴雨天气、急性循环衰竭等为常见诱因。本病多为冠状动脉粥样硬化引起,还可由主动脉瓣狭窄或关闭不全、梅毒性主动脉炎、风湿性冠状动脉炎、肥厚型心肌病、先天性冠状动脉畸形、心肌桥等引起。

(二)发病机制

对心脏予以机械性刺激并不引起疼痛,但心肌缺血、缺氧则引起疼痛。当冠状动脉的供血和供氧与心肌的需氧之间发生矛盾,冠状动脉血流量不能满足心肌代谢的需要,引起心肌急剧的、暂时的缺血缺氧时,即产生心绞痛

心肌耗氧量的多少由心肌张力、心肌收缩力和心率所决定,故常用“心率×收缩压”(即二重乘积)作为估计心肌耗氧的指标。心肌能量的产生要求大量的氧供,心肌细胞摄取血液氧含量的65%～75%,而身体其他组织则摄取10%～25%。因此心肌平时对血液中氧的摄取比例已接近于最大,需氧量再增大时,只能依靠增加冠状动脉的血流量来提供。在正常情况下,冠状循环有很大的储备力量,其血流量可随身体的生理情况而有显著的变化:在剧烈体力活动时,冠状动脉适当地扩张,血流量可增加到休息时的6～7倍;缺氧时,冠状动脉也扩张,能使血流量增加4～5倍;动脉粥样硬化而致冠状动脉狭窄或部分分支闭塞时,其扩张性能减弱、血流量减少,且对心肌的供血量相对比较固定。心肌的血液供应减低但尚能应付心脏平时的需要,则休息时可无症状。一旦心脏负荷突然增加,如劳力、激动、左心衰竭等,使心肌张力增加(心腔容积增加、心室舒张末期压力增高)、心肌收缩力增加(收缩压增高、心室压力曲线的最大压力随时间变化率增加)和心率增快等致心肌耗氧量增加时,心肌对血液的需求增加;或当冠状动脉发生痉挛(吸烟过度或神经体液调节障碍,如肾上腺素能神经兴奋、TXA_2或内皮素增多)或因暂时性血小板聚集、一过性血栓形成等,使冠状动脉血流量进一步减少或突然发生循环血流量减少(如休克、极度心动过速等),冠状动脉血流

灌注量突降，心肌血液供求之间矛盾加深，心肌血液供给不足，遂引起心绞痛。严重贫血的患者，在心肌供血量虽未减少的情况下，可因血液携氧量不足而引起心绞痛。慢性稳定型心绞痛心肌缺血的主要发生机制是在心肌因冠状动脉狭窄而供血固定性减少的情况下发生耗氧量的增加。

在多数情况下，劳力诱发的心绞痛常在同一"心率×收缩压"的水平上发生。产生疼痛感觉的直接因素，可能是在缺血缺氧的情况下，心肌内积聚过多的代谢产物如乳酸、丙酮酸、磷酸等酸性物质，或类似激肽的多肽类物质，刺激心脏内自主神经的传入纤维末梢，经1～5胸交感神经节和相应的脊髓段，传至大脑，产生疼痛感觉。这种痛觉反映在与自主神经进入水平相同脊髓段的脊神经所分布的区域，即胸骨后及两臂的前内侧与小指，尤其是在左侧，而多不在心脏部位。有人认为，在缺血区内富有神经供应的冠状血管的异常牵拉或收缩，可以直接产生疼痛冲动。

(三)病理和病理生理

一般来说，至少一支冠状动脉狭窄程度>70%才会导致心肌缺血。稳定型心绞痛的患者，造影显示有1、2或3支冠状动脉狭窄>70%的病变者，分别各有25%左右、5%～10%有左冠状动脉主干狭窄，其余约15%患者无显著狭窄，可因微血管功能不全或严重的心肌桥所致的压迫导致心肌缺血。

1.心肌缺血、缺氧时的代谢与心肌改变

(1)对能量产生的影响：缺血引起的心肌代谢异常主要是缺氧的结果。在缺氧状态下，有氧代谢受限，从三磷酸腺苷(ATP)、肌酸磷酸(CP)或无氧糖酵解产生的高能磷酸键减少，导致依赖能源活动的心肌收缩和膜内外离子平衡发生障碍。缺氧时无氧糖酵解增强，除了产生的ATP明显减少外，乳酸和丙酮酸不能进入三羧酸循环进行氧化，生成增加，冠状静脉窦乳酸含量增高；而乳酸在短期内骤增，可限制无氧糖酵解的进行，使心肌能源的产生进一步减少，乳酸及其他酸性代谢产物积聚，可导致乳酸性酸中毒，降低心肌收缩力。

(2)心肌细胞离子转运的改变及其对心肌收缩性的影响：正常心肌细胞受激动而除极时，细胞质内释出钙离子，钙离子与原肌凝蛋白上的肌钙蛋白TnC结合后，解除了对肌钙蛋白TnI的抑制作用，促使肌动蛋白和肌浆球蛋白合成肌动球蛋白，引起心肌收缩，这就是所谓兴奋-收缩耦联作用。当心肌细胞受缺血、缺氧损害时，细胞膜对钠离子的渗透性异常增高，钠离子在细胞内积聚过多；加上酸度(氢离子)的增加，减少钙离子从肌浆网释放，使细胞内钙离子浓度降低并可妨碍钙离子对肌钙蛋白的结合作用，使心肌收缩功能发生障碍，因而心肌缺血后可迅速出现收缩力减退。缺氧也使心肌松弛发生障碍，可能因细胞膜上钠-钙离子交换系统的功能障碍及部分肌浆网钙泵对钙离子的主动摄取减少，室壁变得比较僵硬，左室顺应性减低，充盈的阻力增加。

(3)心肌电生理的改变：心肌细胞在缺血性损伤时，细胞膜上的钠-钾离子泵功能受影响，钠离子在细胞内积聚而钾离子向细胞外漏出，使细胞膜在静止期处于低极化(或部分除极化)状态，在激动时又不能完全除极，产生所谓损伤电流。在体表心电图(ECG)上表现为ST段的偏移。心室壁内的收缩期压力在靠心内膜的内半层最高，而同时由于冠状动脉的分支从心外膜向心内膜深入，心肌血流量在室壁的内层较外层为低。因此，在血流供不应求的情况下，心内膜下层的心肌容易发生急性缺血。受到急性缺血性损伤的心内膜下心肌，其电位在心室肌静止期较外层为高(低极化)，而在心肌除极后其电位则较低(除极受阻)；因此，左心室表面所记录的ECG出现ST段压低。在少数病例，心绞痛发作时急性缺血可累及心外膜下心肌，则ECG上可见相反的ST段抬高

2.左心室功能及血流动力学改变

由于粥样硬化狭窄性病变在各个冠状动脉分支的分布并不均匀，因此，心肌的缺血性代谢改变及其所引起的收缩功能障碍也常为区域性的。缺血部位心室壁的收缩功能，尤其在心绞痛发作时，可以明显减弱甚至暂时完全丧失，以致呈现收缩期膨出，正常心肌代偿性收缩增强。如涉及范围较大，可影响整个左心室的排血功能，心室充盈阻力也增加。心室的收缩及舒张障碍都可导致左室舒张期终末压增高，最后出现肺淤血症状。

以上各种心肌代谢和功能障碍常为暂时性和可逆性的，随着血液供应平衡的恢复，可以缓解或者消失。有时严重的暂时性缺血虽不引起心肌坏死，但可造成心肌顿抑，心功能障碍可持续1周以上，心肌收缩、高能磷酸键储备及超微结构均异常。

(四)临床表现

1.症状

心绞痛以发作性胸痛为主要临床表现，疼痛的特点为如下。

(1)部位：主要在胸骨体上段或中段之后，可波及心前区，有手掌大小范围，甚至横贯前胸，界限不很清楚。常放射至左肩、左臂内侧达无名指和小指，或至颈、咽或下颌部(图5-2)。

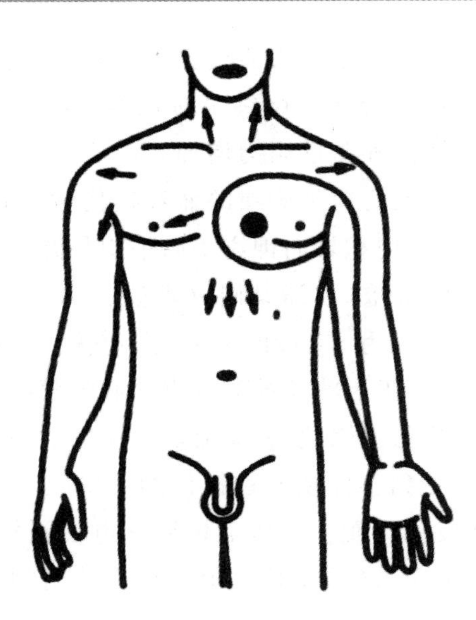

图 5-2 心绞痛发作时的疼痛放射范围

(2)性质:胸痛常为压迫、发闷或紧缩感,也可有烧灼感,但不尖锐,不像针刺或刀扎样痛,偶伴濒死的恐惧感。发作时,患者往往不自觉地停止原来的活动,直至症状缓解。

(3)诱因:发作常由体力劳动或情绪激动(如愤怒、焦急、过度兴奋等)所激发,饱食、寒冷、吸烟、心动过速、休克等亦可诱发。疼痛发生于劳力或激动的当时,而不是在一天劳累之后。典型的稳定型心绞痛常在相似的条件下发生。但有时同样的劳力只有在早晨而不是在下午引起心绞痛,提示与晨间痛阈较低有关。

(4)持续时间和缓解方式:疼痛出现后常逐步加重,然后在 3～5 分钟内逐渐消失,一般在停止原来诱发症状的活动后即缓解。舌下含用硝酸甘油也能在几分钟内使之缓解。可数天或数星期发作一次,亦可一天内发作多次。稳定型劳力性心绞痛发作的性质在 1～3 个月内并无改变,即每天和每周疼痛发作次数大致相同,诱发疼痛的劳力和情绪激动程度相同,每次发作疼痛的性质和部位无改变,疼痛时限相仿(3～5 分钟),用硝酸甘油后,也在相同时间内缓解。根据心绞痛的严重程度及其对体力活动的影响,加拿大心血管学会(CCS)将稳定型心绞痛分为 4 级(表 5-1)。

2.体征

胸痛发作间隙期体检通常无特殊异常发现,但仔细体检能提供有用的诊断线索，可排除某些引起心绞痛的非冠状动脉疾病如瓣膜病、心肌病等，并确定患者的冠心病危险因素。胸痛发作期间体检，能帮助发现有无因心肌缺血而产生的暂时性左心室功能障碍，心绞痛发作时常见心率增快、血压升高、表情焦虑、皮肤冷或出汗，有时出现第四或第三心音奔马律。缺血发作时，可有暂时性心尖部收缩期杂音，由乳头肌缺血、功能失调引起二尖瓣关闭不全所致；可有第二心音逆分裂或出现交替脉；部分患者可出现肺部啰音。

表 5-1　加拿大心血管学会(CCS)的稳定型心绞痛分级

分级	心绞痛的严重程度及其对体力活动的影响
Ⅰ	一般体力活动如步行或上楼不引起心绞痛，但可发生于费力或长时间用力后
Ⅱ	体力活动轻度受限。心绞痛发生于快速步行或上楼，或者在寒冷、顶风逆行、情绪激动时。平地行走两个街区(200～400 m)，或以常速上相当于 3 楼以上的高度时，能诱发心绞痛
Ⅲ	日常体力活动明显受限。可发生于平地行走 1～2 个街区，或以常速上 3 楼以下
Ⅳ	任何体力活动或休息时均可出现心绞痛

(五)辅助检查

1.心电图

心电图(ECG)是发现心肌缺血、诊断心绞痛最常用的检查方法。

(1)静息 ECG 检查：稳定型心绞痛患者静息 ECG 一般是正常的，所以静息 ECG 正常并不能除外严重的冠心病。最常见的 ECG 异常是 ST-T 改变，包括 ST 段压低(水平型或下斜型)、T 波低平或倒置，ST 段改变更具特异性。少数可伴有陈旧性心肌梗死的表现，可有多种传导障碍，最常见的是左束支传导阻滞和左前分支传导阻滞。不过，静息 ECG 上 ST-T 改变在普通人群常见，在 Framingham 心脏研究中，8.5％的男性和 7.7％的女性有 ECG 上 ST-T 改变，并且检出率随年龄而增加；在高血压、糖尿病、吸烟者和女性中，ST-T 改变的检出率也增加。其他可造成 ST-T 异常的疾病包括左心室肥大和扩张、电解质异常、神经因素和抗心律失常药物等。然而在冠心病患者中，出现静息 ECG 的 ST-T 异常可能与基础心脏病的严重程度有关，包括病变血管的支数和左心室功能障碍。另外，各种心律失常的出现也增加患冠心病的可能。

(2)心绞痛发作时 ECG 检查：据估计，将近 95％病例的心绞痛发作时出现明显的、有相当特征的 ECG 改变，主要为暂时性心肌缺血所引起的 ST 段移位。心内膜下心肌容易缺血，故常见 ST 段压低 0.1 mV 以上，有时出现 T 波倒置，症状缓解后 ST-T 改变可恢复正常，动态变化的 ST-T 对诊断心绞痛的参考价值较大。静息 ECG 上 ST 段压低(水平型或下斜型)或 T 波倒置的患者,发作时可变为无压低或直立的所谓“假性正常化”,也支持心肌缺血的诊断。T 波改变虽然对反映心肌缺血的特异性不如 ST 段,但如与平时 ECG 比较有动态变化,也有助于诊断。

(3)ECG 负荷试验:ECG 负荷试验是对疑有冠心病的患者给心脏增加负荷(运动或药物)而激发心肌缺血的 ECG 检查。EGG 负荷试验的指征为:临床上怀疑冠心病;对有冠心病危险因素患者的筛选;冠状动脉搭桥及心脏介入治疗前后的评价;陈旧性心肌梗死患者对非梗死部位心肌缺血的监测。禁忌证包括急性心肌梗死;急性心肌炎、心包炎;严重高血压;心功能不全;严重主动脉瓣狭窄;肥厚型梗阻性心肌病;静息状态下有严重心律失常;主动脉夹层。静息状态下 ECG 即有明显 ST 段改变的患者如完全性左束支或右束支传导阻滞,或心肌肥厚继发 ST 段压低等也不适合行 ECG 负荷试验。负荷试验终止的指标:ST-T 降低或抬高≥0.2 mV、心绞痛发作、收缩压超过 29.3 kPa(220 mmHg)、血压较负荷前下降、室性心律失常(多源性、连续 3 个室早和持续性室速)。

(4)动态 ECG:连续记录 24 小时或 24 小时以上的 ECG,可从中发现 ST-T 改变和各种心律失常,可将出现 ECG 改变的时间与患者的活动和症状相对照。ECG 上显示缺血性 ST-T 改变而当时并无心绞痛症状者,称为无痛性心肌缺血。

2.超声心动图

超声心动图可以观察心室腔的大小、心室壁的厚度以及心肌舒缩状态;另外,还可以观察到陈旧性心肌梗死时梗死区域的运动消失及室壁瘤形成。稳定型心绞痛患者的静息超声心动图大部分无异常表现,与静息 ECG 一样。负荷超声心动图可以帮助识别心肌缺血的范围和程度,包括药物负荷(多巴酚丁胺常用)、运动负荷、心房调搏负荷以及冷加压负荷。

3.放射性核素

(1)静息和负荷心肌灌注显像:心肌灌注显像常用 ^{201}Tl 或 ^{99m}Tc-MIBI 静脉注射使正常心肌显影而缺血区不显影的“冷点”显像法,结合运动或药物(双嘧达莫、腺苷或多巴酚丁胺)负荷试验,可查出静息时心肌无明显缺血的患者。

(2)放射性核素心腔造影:用放射性核素标记红细胞或清蛋白行心室血池显影有助于了解室壁运动,可测定 LVEF 及显示室壁局部运动障碍。

4.磁共振成像

磁共振成像可同时获得心脏解剖、心肌灌注与代谢、心室功能及冠状动脉成像的信息。

5.心脏X线

心脏X线检查可无异常发现或见主动脉增宽、心影增大、肺淤血等。

6.CT

电子束CT(EBCT)可用于检测冠状动脉的钙化、预测冠状动脉狭窄的存在。近年发展迅速的多排螺旋CT冠状动脉造影,能建立冠状动脉三维成像以显示其主要分支,并可用于显示管壁上的斑块。随硬件设备和软件的进步,诊断的准确性得到很大的提高,已被广泛地用于无创性地诊断冠状动脉病变。

7.左心导管

左心导管检查主要包括冠状动脉造影和左心室造影,是有创性检查方法。选择性冠状动脉造影术目前仍是诊断冠状动脉病变并指导治疗方案选择尤其是血运重建术方案的最常用方法,常采用穿刺股动脉或桡动脉的方法,选择性地将导管送入左、右冠状动脉口,注射造影剂使冠状动脉主支及其分支显影,可以准确地反映冠状动脉狭窄的程度和部位。而左心室造影术是将导管送入左心室,用高压注射器将30～40 mL造影剂以12～15 mL/s的速度注入左心室,以评价左心室整体功能及局部室壁运动状况。

8.其他的有创性检查技术

由于冠状动脉造影只是通过造影剂充填的管腔轮廓反映冠状动脉病变,因此在定性和定量判断管壁上的病变方面存在局限性。而IVUS成像是将微型超声探头送入冠状动脉,显示血管的横断面,可同时了解管腔的狭窄程度和管壁上的病变情况,根据病变的回声特性了解病变性质。血管内多普勒血流速度测定技术能测定冠状动脉血流速度及血流储备,评价微循环功能。冠状动脉内压力测定技术得到的血流储备分数可评价狭窄病变导致的机械性梗阻程度。上述有创的技术对冠状动脉病变的形态和冠状动脉循环的功能评价能提供更多有价值的信息。

(五)诊断和鉴别诊断

根据典型的发作特点和体征,休息或含用硝酸甘油后缓解,结合年龄和存在的冠心病危险因素,除外其他疾病所致的心绞痛,即可建立诊断。发作不典型者,诊断要依靠观察硝酸甘油的疗效和发作时ECG的变化。未记录到症状发作时ECG者,可行ECG负荷试验或动态ECG监测,如负荷试验出现ECG阳性变化或诱发心绞痛时亦有助于诊断。诊断困难者,可行放射性核素检查、冠状动脉CTA或选择性冠状动脉造影检查。考虑介入治疗或外科手术者,必须行选择性冠状动脉造影。胸痛患者需考虑多种疾病,见表5-2。稳定型心绞痛尤其需要与以下疾病进行鉴别。

表 5-2　需与稳定型心绞痛相鉴别的疾病

心源性胸痛	肺部疾病	消化道疾病	神经肌肉疾病	精神性疾病
主动脉夹层	胸膜炎	胃-食管反流	肋间神经痛	焦虑性疾病
心包炎	肺栓塞	食管痉挛	肋骨肋软骨病	情感性疾病(如抑郁症)
心肌病	肺炎	食管失弛缓综合征	带状疱疹	躯体性精神病
重度主动脉瓣狭窄	纵隔肿瘤	食管裂孔疝		思维型精神病
心脏神经症	气胸	消化性溃疡		
心肌梗死		胰腺炎		
		胆囊炎		
		胆囊结石		

1.心脏神经症

本病患者常诉胸痛，但为短暂(几秒钟)的刺痛或持久(几小时)的隐痛，患者常喜欢不时地吸一大口气或作叹息性呼吸。胸痛部位多在左胸乳房下心尖部附近，或经常变动。症状多在疲劳之后出现，而不在疲劳的当时，做轻度体力活动反觉舒适，有时可耐受较重的体力活动而不发生胸痛或胸闷。含用硝酸甘油无效或在 10 多分钟后才“见效”，常伴有心悸、疲乏及其他神经衰弱的症状。

2.不稳定型心绞痛和急性心肌梗死

与稳定型劳力性心绞痛不同，不稳定型心绞痛包括初发型心绞痛、恶化型心绞痛及静息型心绞痛，仔细询问病史有助鉴别。急性心肌梗死临床表现更严重，有心肌坏死的证据。

3.其他疾病引起的心绞痛

其他疾病包括主动脉瓣严重狭窄或关闭不全、冠状动脉炎引起的冠状动脉口狭窄或闭塞、肥厚型心肌病、X 综合征等疾病均可引起心绞痛，要根据其他临床表现来鉴别。其中 X 综合征多见于女性，ECG 负荷试验常阳性，但冠状动脉造影阴性且无冠状动脉痉挛，预后良好，与微血管功能不全有关。

4.肋间神经痛

疼痛常累及 1～2 个肋间，但并不一定局限在胸前，为刺痛或灼痛，多为持续性而非发作性，咳嗽、用力呼吸和身体转动可使疼痛加剧，沿神经行经处有压痛，手臂上举活动时局部有牵拉疼痛，故与心绞痛不同。

5.不典型疼痛

还需与包括胃-食管反流、食管动力障碍、食管裂孔疝等食管疾病以及消化性溃疡、颈椎病等鉴别。

(六)治疗

有两个主要目的:一是预防心肌梗死和猝死,改善预后,延长患者的生存期;二是减少缺血发作和缓解症状,提高生活质量。

1.一般治疗

发作时立刻休息,一般在停止活动后症状即可消除;平时应尽量避免各种已知的诱发因素,如过度的体力活动、情绪激动、饱餐等,冬天注意保暖;调节饮食,一次进食不宜过饱,避免油腻饮食,戒烟限酒;调整日常生活与工作量;减轻精神负担;保持适当的体力活动,以不发生疼痛症状为度;治疗高血压、糖尿病、贫血、甲状腺功能亢进症等相关疾病。

2.药物治疗

药物治疗首先考虑预防心肌梗死和死亡,其次是减少缺血、缓解症状及改善生活质量。

(1)抗心绞痛和抗缺血治疗。

硝酸酯类药物:能降低心肌需氧,同时增加心肌供氧,从而缓解心绞痛。除扩张冠状动脉、降低阻力、增加冠状循环的血流量外,还通过对周围容量血管的扩张作用,减少静脉回流心脏的血量,降低心室容量、心腔内压和心室壁张力,降低心脏前负荷;对动脉系统有轻度扩张作用,减低心脏后负荷和心脏的需氧。①硝酸甘油:为即刻缓解心绞痛发作,可使用作用较快的硝酸甘油舌下含片,1~2片(0.5~1.0 mg),舌下含化,迅速被唾液所溶解而吸收,1~2分钟即开始起作用,约半小时后作用消失。延迟见效或完全无效者,首先要考虑药物是否过期或未溶解,如属后者可嘱患者轻轻嚼碎后继续含化。服用戊四硝酯片剂,持续而缓慢释放,口服半小时后起作用,持续可达4~8小时,每次2.5 mg。用2%硝酸甘油油膏或橡皮膏贴片涂或贴在胸前或上臂皮肤而缓慢吸收,适用于预防夜间心绞痛发作。②硝酸异山梨酯:口服3次/天,每次5~20 mg,服后半小时起作用,持续3~5小时,缓释制剂药效可维持12小时,可用20 mg,2次/天。本药舌下含化后2~5分钟见效,作用维持2~3小时,每次可用5~10 mg。③5-单硝酸异山梨酯:多为长效制剂,每天20~50 mg,1~2次。硝酸酯药物长期应用的主要问题是耐药性,其机制尚未明确,可能与巯基利用度下降、RAAS激活等有关。防止发生耐药的最有效方法是每天保持足够长(8~10小时)的无药期。硝酸酯药物的不良反应有头晕、头胀痛、头部跳动感、面红、心悸等,偶有血压下降。

β受体阻滞剂:机制是阻断拟交感胺类对心率和心收缩力的刺激作用,减慢心率、降低血压、减低心肌收缩力和氧耗量,从而缓解心绞痛的发作。此外,还减少运动时血流动力的反应,使同一运动量水平上心肌氧耗量减少;使不缺血的心肌区小动脉(阻力血管)缩小,从而使更多的血液通过极度扩张的侧支循环(输送血管)流入缺血区。不良反应有心室射血时间延长和心脏容积增加,这虽然可能使心肌缺血加重或引起心肌收缩力降低,但其使心肌耗氧量减少的作用远超过其不良反应。常用的制剂是美托洛尔 25～100 mg,2～3 次/天,其缓释制剂每天仅需口服 1 次;阿替洛尔 12.5～50.0 mg,1～2 次/天;比索洛尔 5～10 mg,1 次/天。本药常与硝酸酯制剂联合应用,比单独应用效果好。但要注意:①本药与硝酸酯制剂有协同作用,因而剂量应偏小,开始剂量尤其要注意减少,以免引起直立性低血压等不良反应;②停用本药时应逐步减量,如突然停用有诱发心肌梗死的可能;③支气管哮喘以及心动过缓、高度房室传导阻滞者不用为宜;④我国多数患者对本药比较敏感,可能难以耐受大剂量。

CCB:本类药物抑制钙离子进入心肌内,也抑制心肌细胞兴奋-收缩耦联中钙离子的作用。因而抑制心肌收缩,减少心肌氧耗;扩张冠状动脉,解除冠状动脉痉挛,改善心内膜下心肌的供血;扩张周围血管,降低动脉压,减轻心脏负荷;还降低血液黏度,抗血小板聚集,改善心肌的微循环。常用制剂包括以下几种。①二氢吡啶类:硝苯地平 10～20 mg,3 次/天,亦可舌下含用,其缓释制剂 20～40 mg,1～2 次/天。非洛地平、氨氯地平为新一代具有血管选择性的二氢吡啶类。同类制剂有尼群地平、尼索地平、尼卡地平、尼鲁地平、伊拉地平等。②维拉帕米:40～80 mg,3 次/天,或缓释剂 120～480 mg/d,同类制剂有噻帕米等。③地尔硫䓬:30～90 mg,3 次/天,其缓释制剂 45～90 mg,1～2 次/天。对于需要长期用药的患者,目前推荐使用控释、缓释或长效剂型。低血压、心功能减退和心力衰竭加重可以发生在长期使用该药期间。该药的不良反应包括周围性水肿和便秘,还有头痛、面色潮红、嗜睡、心动过缓或过速和房室传导阻滞等。CCB 对于减轻心绞痛大体上与 β 受体阻滞剂效果相当。本类药可与硝酸酯联合使用,其中硝苯地平尚可与 β 受体阻滞剂同服,但维拉帕米和地尔硫䓬与 β 受体阻滞剂合用时则有过度抑制心脏的危险。变异型心绞痛首选 CCB 治疗。

代谢类药物:曲美他嗪通过抑制脂肪酸氧化、增加葡萄糖代谢而增加缺氧状态下高能磷酸键的合成,治疗心肌缺血,无血流动力学影响,可与其他药物合用。可作为传统治疗不能耐受或控制不佳时的补充或替代治疗。口服 40～60 mg/d,每次 20 mg,2～3 次/天。

窦房结抑制剂伊伐布雷定:该药是目前唯一的高选择 If 离子通道抑制剂,通过阻断窦房结起搏电流 If 通道、降低心率，发挥抗心绞痛的作用，对房室传导功能无影响。该药适用于对 β 受体阻滞剂和 CCB 不能耐受、无效或禁忌又需要控制窦性心律的患者。

(2)预防心肌梗死和死亡的药物治疗。

抗血小板治疗：稳定型心绞痛患者至少需要服用一种抗血小板药物。常用药物如下。①阿司匹林：通过抑制血小板环氧化酶和 TXA_2，抑制血小板在动脉粥样硬化斑块上的聚集，防止血栓形成，同时也通过抑制 TXA_2 导致的血管痉挛，能使稳定型心绞痛的心血管事件的危险性平均降低 33%。在所有急性或慢性缺血性心脏病的患者，无论是否有症状，只要没有禁忌证，就应每天常规应用阿司匹林 75～300 mg。不良反应主要是胃肠道症状，并与剂量有关，使用肠溶剂或缓释剂、抗酸剂可以减少对胃的不良作用。禁忌证包括过敏、严重未经治疗的高血压、活动性消化性溃疡、局部出血和出血体质。②氯吡格雷和噻氯匹定：通过二磷酸腺苷(ADP)受体抑制血小板内 Ca^{2+} 活性，并抑制血小板之间纤维蛋白原桥的形成。氯吡格雷的剂量为 75 mg，每天 1 次；噻氯匹定为 250 mg，1～2 次/天，由于后者胃肠道不适和过敏发生率高，也可以引起白细胞、中性粒细胞(2.4%)和血小板减少，因此要定期做血常规检查，目前已较少使用。前者粒细胞减少的不良反应小并且起效更快，一般不能耐受阿司匹林者可口服氯吡格雷。③其他的抗血小板制剂：西洛他唑是磷酸二酯酶抑制剂，50～100 mg，2 次/天。

降脂药物：降脂(或称调脂)药物在治疗冠状动脉粥样硬化中起重要作用，胆固醇的降低与冠心病病死率和总病死率降低有明显关系。他汀类药物可以进一步改善内皮细胞的功能，抑制炎症、稳定斑块，使部分动脉粥样硬化斑块消退，显著延缓病变进展。慢性稳定型心绞痛患者即使只是出现轻到中度 LDL-C 升高，也建议采用他汀类治疗，建议目标是将 LDL-C 水平降到<1 g/L。

血管紧张素转换酶抑制剂(ACEI)：ACEI 并非控制心绞痛的药物，但可降低缺血性事件的发生。ACEI 能逆转左室肥厚及血管增厚，延缓动脉粥样硬化进展，能减少斑块破裂和血栓形成，另外有利于心肌氧供/氧耗平衡和心脏血流动力学，并降低交感神经活性。可应用于已知冠心病患者的二级预防，尤其是合并有糖尿病者。对收缩压<12.0 kPa(90 mmHg)、肾衰竭、双侧肾动脉狭窄和过敏者禁用。不良反应主要包括干咳、低血压和罕见的血管性水肿。常用药物包括培哚普利 4～8 mg，1 次/天，福辛普利 10～20 mg，1 次/天，贝那普利 10～20 mg，1 次/天，雷米普利 5～10 mg，1 次/天，赖诺普利 10～20 mg，1 次/天，依那普利 5～10 mg，2 次/天，卡托普利 12.5～25.0 mg，3 次/天。

(3)中医中药治疗:以“活血化瘀”法(常用丹参、红花、川芎、蒲黄、郁金、丹参滴丸或脑心通等)、“芳香温通”法(常用苏合香丸、苏冰滴丸、宽胸丸、保心丸、麝香保心丸等)和“祛痰通络”法(通心络等)最为常用。

3.经皮冠状动脉介入术(PCI)

PCI已成为冠心病治疗的重要手段,介入治疗的手术数量已超过外科旁路手术,与内科药物保守疗法相比,PCI能使患者的生活质量明显提高(活动耐量增加),但是总体的心肌梗死发生和病死率无显著差异。随着新技术的出现,尤其是新型支架及新型抗血小板药物的应用,PCI不仅可以改善生活质量,而且对存在大面积心肌缺血的高危患者可明显降低其心肌梗死的发生率和病死率。PCI的适应证也从早期的简单单支病变扩展为更复杂的病变,如多支血管病变、慢性完全闭塞病变及左主干病变等。

4.冠状动脉旁路手术(CABG)

使用患者自身的大隐静脉或游离内乳动脉或桡动脉作为旁路移植材料,一端吻合在主动脉,另一端吻合在有病变的冠状动脉段的远端;引主动脉的血流以改善该病变冠状动脉所供肌的血流供应。CABG在冠心病发病率高的国家已成为最普通的择期性心脏外科手术,对缓解心绞痛和改善患者的生存有较好效果。最近的微创冠状动脉旁路手术,采用心脏不停跳的方式进行冠状动脉旁路手术,并发症少、患者恢复快。

本手术适应证:①冠状动脉多支血管病变,尤其是合并糖尿病的患者;②冠状动脉左主干病变;③不适合行介入治疗的患者;④心肌梗死后合并室壁瘤,需要进行室壁瘤切除的患者;⑤闭塞段的远段管腔通畅,血管供应区有存活心肌。

5.运动锻炼疗法

谨慎安排进度适宜的运动锻炼,有助于促进侧支循环的发展,提高体力活动的耐受量而改善症状。

(七)预后

心绞痛患者大多数能生存很多年,但有发生急性心肌梗死或猝死的危险,有室性心律失常或传导阻滞者预后较差,但决定预后的主要因素为冠状动脉病变范围和心功能。左冠状动脉主干病变最为严重,左主干狭窄患者第一年的生存率为70%,3支血管病变及心功能减退患者的生存率与左主干狭窄相同,左前降支近段病变较其他两支的病变严重。患者应积极治疗和预防,二级预防的主要措施可总结为所谓的ABCDE方案:A代表阿司匹林和ACEI;B代表β受体阻滞剂和控制血压;C代表控制胆固醇和吸烟;D代表控制饮食和糖尿病;E代表健康教育和运动。

二、隐匿型冠心病

隐匿型冠心病是无临床症状，但有心肌缺血客观证据（心电活动、心肌血流灌注及心肌代谢等异常）的冠心病，亦称无症状性冠心病。其心肌缺血的 ECG 表现可见于静息时，或在负荷状态下才出现，常为动态 ECG 记录所发现，又称为无症状性心肌缺血。这些患者经过冠状动脉造影或尸检，几乎均证实冠状动脉有明显狭窄病变。

（一）临床表现

隐匿型冠心病有 3 种临床类型。

（1）患者有因冠状动脉狭窄引起心肌缺血的客观证据，但从无心肌缺血的症状。

（2）患者曾患心肌梗死，现有心肌缺血但无心绞痛症状。

（3）患者有心肌缺血发作，但有些有症状，有些则无症状，此类患者临床最多见。

心肌缺血而无症状的发生机制尚不清楚，可能与下列因素有关：①生理情况下，血浆或脑脊液中内源性阿片类物质（内啡肽）水平的变化，可能导致痛阈的改变；②心肌缺血较轻或有较好的侧支循环；③糖尿病性神经病变、冠状动脉旁路移植术后、心肌梗死后感觉传入径路中断所引起的损伤以及患者的精神状态等，均可导致痛阈的改变。隐匿型冠心病患者可转为各种有症状的冠心病临床类型，包括心绞痛或心肌梗死，亦可能逐渐演变为缺血性心肌病，个别患者发生猝死。及时发现这类患者，可为他们提供及早治疗的机会。

（二）诊断和鉴别诊断

诊断主要根据静息、动态或负荷试验的 ECG 检查、放射性核素心肌显像，发现患者有心肌缺血的改变，而无其他原因解释，又伴有动脉粥样硬化的危险因素。能确定冠状动脉存在病变的影像学检查（包括多排螺旋 CT 造影、有创性冠状动脉造影或 IVUS 检查），有重要诊断价值。

鉴别诊断要考虑能引起 ST 段和 T 波改变的其他疾病，如各种器质性心脏病，尤其是心肌炎、心肌病、心包病，电解质失调，内分泌病和药物作用等情况，都可引起 ECG 的 ST 段和 T 波改变，诊断时要注意摒除。但根据这些疾病和情况的临床特点，不难作出鉴别。心脏神经症患者可因肾上腺素能 β 受体兴奋性增高而在 ECG 上出现 ST 段和 T 波变化，应予鉴别。

(三)防治

采用防治动脉粥样硬化的各种措施,硝酸酯类、β受体阻滞剂和CCB可减少或消除无症状性心肌缺血的发作,联合用药效果更好。药物治疗后仍持续有心肌缺血发作者,应行冠状动脉造影以明确病变的严重程度,并考虑进行血运重建手术治疗。

(四)预后

预后与冠状动脉病变的范围、程度相关,而与有无症状无关。总缺血负荷,即有症状与无症状缺血之和,可作为预测冠心病患者预后的指标。

三、缺血性心肌病

缺血性心肌病为冠状动脉粥样硬化病变使心肌缺血、缺氧而导致心肌细胞减少、坏死、心肌纤维化、心肌瘢痕形成的疾病。其临床特点是心脏变得僵硬、逐渐扩大,发生心律失常和心力衰竭。因此也被称为心律失常和心力衰竭型冠心病或心肌硬化型冠心病。

(一)病理解剖和病理生理

缺血性心肌病主要由冠状动脉粥样硬化性狭窄、闭塞、痉挛和毛细血管网的病变所引起。心肌细胞的减少和坏死可以是心肌梗死的直接后果,也可因长期慢性心肌缺血累积而造成。心肌细胞坏死,残存的心肌细胞肥大、纤维化或瘢痕形成以及心肌间质胶原沉积增加等均可发生,可导致室壁张力增加及室壁硬度异常、心脏扩大及心力衰竭等。病变主要累及左心室肌和乳头肌,也累及起搏和传导系统。心室壁上既可以有块状的成片坏死区,也可以有非连续性多发的灶性心肌损害。

(二)临床表现

1.心脏增大

患者有心绞痛或心肌梗死的病史,常伴有高血压。心脏逐渐增大,以左心室增大为主,可先肥厚,以后扩大,后期则两侧心脏均扩大。部分患者可无明显的心绞痛或心肌梗死病史,由隐匿型冠心病发展而来。

2.心力衰竭

心力衰竭的表现多逐渐发生,大多先出现左心衰竭。在心肌肥厚阶段,心脏顺应性降低,引起舒张功能不全。随着病情的发展,收缩功能也衰竭。然后右心也发生衰竭,出现相应的症状和体征。

3.心律失常

患者可出现各种心律失常，这些心律失常一旦出现常持续存在，其中以期前收缩(室性或房性)、心房颤动、病态窦房结综合征、房室传导阻滞和束支传导阻滞为多见，阵发性心动过速亦时有发现。有些患者在心脏还未明显增大前已发生心律失常。

(三)诊断和鉴别诊断

诊断主要依靠冠状动脉粥样硬化的证据，并且除外可引起心脏扩大、心力衰竭和心律失常的其他器质性心脏病。ECG 检查除可见心律失常外，还可见到冠状动脉供血不足的变化，包括 ST 段压低、T 波平坦或倒置、Q-T 间期延长、QRS 波电压低等；放射性核素检查见心肌缺血；超声心动图可显示室壁的异常运动。如以往有心绞痛或心肌梗死病史，有助于诊断。冠状动脉造影可确立诊断。

鉴别诊断要考虑与心肌病(特别是特发性扩张型心肌病、克山病等)、心肌炎、高血压性心脏病、内分泌病性心脏病等鉴别。

(四)防治

早期的内科防治甚为重要，有助于推迟充血性心力衰竭的发生发展。积极控制冠心病危险因素，治疗各种形式的心肌缺血，对缺血区域有存活心肌者，血运重建术可显著改善心肌功能。治疗心力衰竭以应用利尿剂和 ACEI(或 ARB)为主。β受体阻滞剂长期应用可改善心功能、降低病死率。能阻滞 β_1、β_2 和 α_1 受体的新一代β受体阻滞剂卡维地洛 12.5～100.0 mg/d，效果较好。正性肌力药可作为辅助治疗，但强心宜选用作用和排泄快速的制剂，如毛花苷 K、毛花苷 C、地高辛等。曲美他嗪可改善缺血，解除残留的心绞痛症状并减少对其他辅助治疗的需要。对既往有血栓栓塞史、心脏明显扩大、心房颤动或超声心动图证实有附壁血栓者应给予抗凝治疗。心律失常中的病态窦房结综合征和房室传导阻滞出现阿-斯综合征发作者，宜及早安置永久性人工心脏起搏器；有心房颤动的患者，如考虑转复窦性心律，应警惕同时存在病态窦房结综合征的可能，避免转复窦性心律后心率极为缓慢，反而对患者不利。晚期患者常是心脏移植手术的主要对象。近年来，新的治疗技术如自体骨髓干细胞移植、血管内皮生长因子(VEGF)基因治疗已试用于临床，为缺血性心肌病治疗带来了新的希望。

(五)预后

本病预后不佳，5 年病死率为 50%～84%。心脏显著扩大特别是进行性心脏增大、严重心律失常和射血分数明显降低，为预后不佳的预测因素。死亡原因主要是进行性充血性心力衰竭、心肌梗死和严重心律失常。

第三节　急性冠状动脉综合征

急性冠状动脉综合征（ACS）指心血管疾病中急性发病的临床类型，包括 ST 段抬高型心肌梗死（STEMI）、非 ST 段抬高型心肌梗死（NSTEMI）和不稳定型心绞痛（UA）。近年又将前者称为 ST 段抬高型 ACS，约占 1/4（包括小部分变异型心绞痛），后两者合称为非 ST 段抬高型 ACS，约占 3/4。它们主要涵盖了以往分类中的 Q 波型急性心肌梗死（AMI）、非 Q 波型 AMI 和不稳定型心绞痛。

一、不稳定型心绞痛和非 ST 段抬高型心肌梗死

UA 指介于稳定型心绞痛和急性心肌梗死之间的临床状态，包括了除稳定型劳力性心绞痛以外的初发型、恶化型劳力性心绞痛和各型自发性心绞痛。它是在粥样硬化病变的基础上，发生了冠状动脉内膜下出血、斑块破裂、破损处血小板与纤维蛋白凝集形成血栓、冠状动脉痉挛以及远端小血管栓塞引起的急性或亚急性心肌供氧减少所致。它是 ACS 中的常见类型。若 UA 伴有血清心肌坏死标志物明显升高，此时可确立 NSTEMI 的诊断。

（一）发病机制

ACS 有着共同的病理生理学基础，即在冠状动脉粥样硬化的基础上，粥样斑块松动、裂纹或破裂，使斑块内高度致血栓形成的物质暴露于血流中，引起血小板在受损表面黏附、活化、聚集，形成血栓，导致病变血管完全性或非完全性闭塞。冠脉病变的严重程度，主要取决于斑块的稳定性，与斑块的大小无直接关系。不稳定斑块具有如下特征：脂质核较大，纤维帽较薄，含大量的巨噬细胞和 T 淋巴细胞，血管平滑肌细胞含量较少。UA/NSTEMI 的特征是心肌供氧和需氧之间平衡失调，目前发现其最常见病因是心肌血流灌注减少，这是由于粥样硬化斑块破裂发生的非阻塞性血栓导致冠状动脉狭窄所致。血小板聚集和破裂斑块碎片导致的微血管栓塞，使得许多患者的心肌标志物释放。其他原因包括动力性阻塞（冠状动脉痉挛或收缩）、进行性机械性阻塞、炎症和（或）感染、继发性 UA 即心肌氧耗增加或氧输送障碍的情况（包括贫血、感染、甲状腺功能亢进症、

心律失常、血液高黏滞状态或低血压等),实际上这5种病因相互关联。

(二)病理解剖

冠状动脉病变或粥样硬化斑块的慢性进展,即使可导致冠状动脉严重狭窄甚至完全闭塞,由于侧支循环的逐渐形成,通常不一定产生心肌梗死。若冠状动脉管腔未完全闭塞,仍有血供,临床上表现为NSTEMI即非Q波型心肌梗死或UA,心电图仅出现ST段持续压低或T波倒置。如果冠脉闭塞时间短,累计心肌缺血<20分钟,组织学上无心肌坏死,也无心肌酶或其他标志物的释出,心电图呈一过性心肌缺血改变,临床上就表现为UA;如果冠脉严重阻塞时间较长,累计心肌缺血>20分钟,组织学上有心肌坏死,血清心肌坏死标志物也会异常升高,心电图上呈持续性心肌缺血改变而无ST段抬高和病理性Q波出现,临床上即可诊断为NSTEMI或非Q波型心肌梗死。NSTEMI虽然心肌坏死面积不大,但心肌缺血范围往往不小,临床上依然很高危;这可以是冠状动脉血栓性闭塞已有早期再通,或痉挛性闭塞反复发作,或严重狭窄的基础上急性闭塞后已有充分的侧支循环建立的结果。NSTEMI时的冠脉内附壁血栓多为白血栓;也可能是由斑块成分或血小板血栓向远端栓塞所致。

(三)临床表现

(1)静息时或夜间发生心绞痛常持续20分钟以上。

(2)新近发生的心绞痛(病程在2个月内)且程度严重。

(3)近期心绞痛逐渐加重(包括发作的频度、持续时间、严重程度和疼痛放射到新的部位)。发作时可有出汗,皮肤苍白、湿冷,恶心,呕吐,心动过速,呼吸困难,出现第三或第四心音等表现。而原来可以缓解心绞痛的措施此时变得无效或不完全有效。UA患者中约20%发生NSTEMI需通过血清肌钙蛋白和心肌酶检查来判定。UA和NSTEMI患者中很少有严重的左心室功能不全所致的低血压(心源性休克)发生。

(四)危险分层

由于不同的发病机制,造成不同类型ACS的近、远期预后有较大的差别,因此正确识别ACS的高危人群并给予及时和有效的治疗可明显改善其预后,这具有重要的临床意义。对于ACS的危险性评估遵循以下原则:首先是明确诊断,然后进行临床分类和危险分层,最终确定治疗方案。

1.高危非ST段抬高型ACS患者的评判标准

美国心脏病学会/美国心脏病协会(ACC/AHA)将具有以下临床或心电图

情况中的1条作为高危非ST段抬高型ACS患者的评判标准。

(1)缺血症状在48小时内恶化。

(2)长时间进行性静息性胸痛(＞20分钟)。

(3)低血压,新出现杂音或杂音突然变化、心力衰竭,心动过缓或心动过速,年龄＞75岁。

(4)心电图改变:静息性心绞痛伴一过性ST段改变(＞0.05 mV),新出现的束支传导阻滞,持续性室性心动过速。

(5)心肌标志物(TnI、TnT)明显增高(＞0.1 μg/L)。

2.中度危险性ACS患者的评判标准

中度危险为无高度危险特征但具备下列中的1条。

(1)既往心肌梗死、周围或脑血管疾病,或冠脉搭桥,既往使用阿司匹林。

(2)长时间(＞20分钟)静息性胸痛已缓解,或过去2周内新发CCS分级Ⅲ级或Ⅳ级心绞痛,但无长时间(＞20分钟)静息性胸痛,并有高度或中度冠状动脉疾病可能;夜间心绞痛。

(3)年龄＞70岁。

(4)心电图改变:T波倒置＞0.2 mV,病理性Q波或多个导联静息ST段压低＜0.1 mV。

(5)TnI或TnT轻度升高(即＜0.1 μg/L,但＞0.01 μg/L)。

3.低度危险性ACS患者的评判标准

低度危险性为无上述高度、中度危险特征,但有下列特征。

(1)心绞痛的频率、程度和持续时间延长,诱发胸痛阈值降低,2周至2个月内新发心绞痛。

(2)胸痛期间心电图正常或无变化。

(3)心脏标志物正常。近年来,在结合上述指标的基础上,将更为敏感和特异的心肌生化标志物用于危险分层,其中最具代表性的是心肌特异性肌钙蛋白、C反应蛋白、高敏C反应蛋白(HsCRP)、脑钠肽(BNP)和纤维蛋白原。

(五)实验室检查和辅助检查

1.ECG检查

应在症状出现10分钟内进行。UA发作时ECG有一过性ST段偏移和(或)波倒置;如ECG变化持续12小时以上,则提示发生NSTEMI。NSTEMI时不出现病理性Q波,但有持续性ST段压低≥0.1 mV(aVR导联有时还有V_1导联则ST段抬高),或伴对称性T波倒置,相应导联的R波电压进行性降低，ST段和T波的这种改变常持续存在。

2.心脏标志物检查

UA时，心脏标志物一般无异常增高；NSTEMI时，血CK-MB或肌钙蛋白常有明显升高。TnT或TnI及C反应蛋白升高是协助诊断和提示预后较差的指标。

3.其他

需施行各种介入性治疗时，可先行选择性冠状动脉造影，必要时行血管内超声或血管镜检查，明确病变情况。

（六）诊断

对年龄>30岁的男性和>40岁的女性（糖尿病患者更年轻）主诉符合上述临床表现的心绞痛时应考虑ACS，但须先与其他原因引起的疼痛相鉴别。随即进行一系列的ECG和心脏标志物的检测，以判别为UA、NSTEMI抑或是STEMI。

（七）鉴别诊断

1.急性心包炎

尤其是急性非特异性心包炎，可有较剧烈而持久的心前区疼痛，ECG有ST段和T波变化。但心包炎患者在疼痛的同时或以前已有发热和血白细胞计数增高，疼痛常于深呼吸和咳嗽时加重，坐位前倾时减轻。体检可发现心包摩擦音。

2.急性肺动脉栓塞

肺动脉大块栓塞常可引起胸痛、咯血、气急和休克，但有右心负荷急剧增加的表现，如发绀、肺动脉瓣区第二心音亢进、三尖瓣区出现收缩期杂音、颈静脉充盈、肝大、下肢水肿等。发热和白细胞增多出现也较早，多在24小时内。ECG示电轴右偏，I导联出现S波或原有的S波加深，Ⅲ导联出现Q波和T波倒置，aVR导联出现高R波，胸导联过渡区向左移，右胸导联T波倒置等。血乳酸脱氢酶总值增高，但其同工酶和肌酸磷酸激酶不增高，*D*-二聚体可升高，其敏感性高但特异性差。肺部X线检查、放射性核素肺通气-灌注扫描、CT和必要时选择性肺动脉造影有助于诊断。

3.急腹症

急性胰腺炎、消化性溃疡穿孔、急性胆囊炎、胆石症等，患者可有上腹部疼痛及休克，可能与ACS患者疼痛波及上腹部者混淆。但仔细询问病史和体格检查，不难作出鉴别。ECG检查和血清肌钙蛋白、心肌酶等测定有助于明确诊断。

4 主动脉夹层分离

以剧烈胸痛起病，颇似 ACS。但疼痛一开始即达高峰，常放射到背、肋、腹、腰和下肢，两上肢血压及脉搏可有明显差别，少数有主动脉瓣关闭不全，可有下肢暂时性瘫痪或偏瘫。X 线胸片示主动脉增宽，CT 或 MRI 主动脉断层显像以及超声心动图探测到主动脉壁夹层内的液体，可确立诊断。

5.其他疾病

急性胸膜炎、自发性气胸、带状疱疹等心脏以外疾病引起的胸痛，依据特异性体征、X 线胸片和心电图特征不难鉴别。

(八)治疗

ACS 是内科急症，治疗结局主要受是否迅速诊断和治疗的影响，因此应及早发现和及早住院，并加强住院前的就地处理。UA 或 NSTEMI 的治疗目标是稳定斑块、治疗残余心肌缺血、进行长期的二级预防。溶栓治疗不宜用于 UA 或 NSTEMI。

1.一般治疗

UA 或 NSTEMI 患者应住入冠心病监护病室，卧床休息至少 12～24 小时，给予持续心电监护。病情稳定或血运重建后症状控制，应鼓励患者早期活动。下肢做被动运动可防止静脉血栓形成。活动量的增加应循序渐进。应尽量对患者进行必要的解释和鼓励，使其能积极配合治疗而又解除焦虑和紧张，可以应用小剂量的镇静剂和抗焦虑药物，使患者得到充分休息和减轻心脏负担。保持大便通畅，便时避免用力，如便秘可给予缓泻剂。有明确低氧血症或存在左心室功能衰竭时才需补充氧气。在最初 2～3 天，饮食应以流质食物为主，以后随着症状减轻而逐渐增加粥、面条等及其他容易消化的半流质食物，宜少量多餐，钠盐和液体的摄入量应根据汗量、尿量、呕吐量及有无心力衰竭而做适当调节。

2.抗栓治疗

抗栓治疗可预防冠状动脉进一步血栓形成、促进内源性纤溶活性溶解血栓和减少冠状动脉狭窄程度，从而可减少事件进展的风险和预防冠状动脉完全阻塞的进程。

(1)抗血小板治疗，主要药物包括以下几种。

环氧化酶抑制剂：阿司匹林可降低 ACS 患者的短期和长期病死率。若无禁忌证，ACS 患者入院时都应接受阿司匹林治疗，起始负荷剂量为 160～325 mg(非肠溶制剂)，首剂应嚼碎，加快其吸收，以便迅速抑制血小板激活状态，以后改用小剂量维持治疗。除非对阿司匹林过敏或有其他禁忌证外，主张长期服用小剂量 75～100 mg/d 维持。

二磷酸腺苷(ADP)受体拮抗剂:氯吡格雷和噻氯匹定能拮抗血小板 ADP 受体,从而抑制血小板聚集,可用于对阿司匹林不能耐受患者的长期口服治疗。氯吡格雷起始负荷剂量为 300 mg,以后 75 mg/d 维持;噻氯匹定起效较慢,不良反应较多,已少用。对于非 ST 段抬高型 ACS 患者不论是否行介入治疗,阿司匹林加氯吡格雷均为常规治疗,应联合应用 12 个月,对于放置药物支架的患者这种联合治疗时间应更长。

血小板膜糖蛋白Ⅱb/Ⅲa(GPⅡb/Ⅲa)受体拮抗剂:激活的 GPⅡb/Ⅲa 受体与纤维蛋白原结合,形成在激活血小板之间的桥梁,导致血小板血栓形成。阿昔单抗是直接抑制 GPⅡb/Ⅲa 受体的单克隆抗体,在血小板激活起重要作用的情况下,特别是患者进行介入治疗时,该药多能有效地与血小板表面的 GPⅡb/Ⅲa 受体结合,从而抑制血小板的聚集;一般使用方法是先静脉注射冲击量 0.25 mg/kg,然后 10 μg/(kg·h)静脉滴注 12～24 小时。合成的该类药物还包括替罗非班和依替巴肽。以上 3 种 GPⅡb/Ⅲa 受体拮抗剂静脉制剂均适用于 ACS 患者急诊 PCI(首选阿昔单抗,因目前其安全性证据最多),可明显降低急性和亚急性血栓形成的发生率,如果在 PCI 前 6 小时内开始应用该类药物,疗效更好。若未行 PCI,GPⅡb/Ⅲa 受体拮抗剂可用于高危患者,尤其是心脏标志物升高或尽管接受合适的药物治疗症状仍持续存在或两者兼而有的患者。GPⅡb/Ⅲa 受体拮抗剂应持续应用 24～36 小时,静脉滴注结束之前进行血管造影。

(2)抗凝治疗:除非有禁忌证(如活动性出血或已应用链激酶或复合纤溶酶链激酶),所有患者应在抗血小板治疗的基础上常规接受抗凝治疗,抗凝治疗药物的选择应根据治疗策略以及缺血和出血事件的风险。常用抗凝药包括普通肝素、低分子肝素、磺达肝癸钠和比伐卢定。

3.抗心肌缺血治疗

(1)硝酸酯类药物:硝酸酯类药物可选择口服,舌下含服,经皮肤或经静脉给药。硝酸甘油为短效硝酸酯类,对有持续性胸部不适、高血压、急性左心衰竭的患者,在最初 24～48 小时的治疗中,静脉内应用有利于控制心肌缺血发作。先给予舌下含服 0.3～0.6 mg,继以静脉点滴,开始 5～10 μg/min,每 5～10 分钟增加 5～10 μg,直至症状缓解或平均压降低 10%但收缩压不低于 12.0 kPa(90 mmHg)。目前推荐静脉应用硝酸甘油的患者症状消失 24 小时后,就改用口服制剂或应用皮肤贴剂。药物耐受现象可能在持续静脉应用硝酸甘油 24～

48小时内出现。由于在NSTEMI患者中未观察到硝酸酯类药物具有减少病死率的临床益处，因此在长期治疗中此类药物应逐渐减量至停用。

(2)镇痛剂：如硝酸酯类药物不能使疼痛迅速缓解，应立即给予吗啡，10 mg稀释成10 mL，每次2～3 mL静脉注射。哌替啶50～100 mg肌内注射，必要时1～2小时后再注射1次，以后每4～6小时可重复应用，注意呼吸功能的抑制。给予吗啡后如出现低血压，可仰卧或静脉滴注生理盐水来维持血压，很少需要用升压药。如出现呼吸抑制，应给予纳洛酮0.4～0.8 mg。有使用吗啡禁忌证（低血压和既往过敏史）者，可选用哌替啶替代。疼痛较轻者可用罂粟碱，30～60 mg肌内注射或口服。

(3)β受体阻滞剂：β受体阻滞剂可用于所有无禁忌证（如心动过缓、心脏传导阻滞、低血压或哮喘）的UA和NSTEMI患者，可减少心肌缺血发作和心肌梗死的发展。使用β受体阻滞剂的方案如下：①首先排除有心力衰竭、低血压[收缩压＜12.0 kPa(90 mmHg)]、心动过缓（心率＜60次/分）或有房室传导阻滞（PR间期＞0.24秒）的患者；②给予美托洛尔，静脉推注每次5 mg，共3次；③每次推注后观察2～5分钟，如果心率低于60次/分或收缩压低于13.3 kPa(100 mmHg)，则停止给药，静脉注射美托洛尔的总量为15 mg；④如血流动力学稳定，末次静脉注射后15分钟，开始改为口服给药，每6小时50 mg，持续2天，以后渐增为100 mg，2次/天。作用极短的β受体阻滞剂艾司洛尔静脉注射50～250 μg/(kg·min)，安全而有效，甚至可用于左心功能减退的患者，药物作用在停药后20分钟内消失，用于有β受体阻滞剂相对禁忌证，而又希望减慢心率的患者。β受体阻滞剂的剂量应调整到患者安静时，心率为50～60次/分。

(4)CCB：CCB与β受体阻滞剂一样能有效地减轻症状。但所有的大规模临床试验表明，CCB应用于UA，不能预防急性心肌梗死的发生或降低病死率，目前仅推荐用于全量硝酸酯和β受体阻滞剂之后仍有持续性心肌缺血的患者或对β受体阻滞剂有禁忌的患者，应选用心率减慢型的非二氢吡啶类CCB。对心功能不全的患者，应用β受体阻滞剂后再加用CCB应特别谨慎。

(5)血管紧张素转换酶抑制剂(ACEI)：近年来一些临床研究显示，对UA和NSTEMI患者，短期应用ACEI并不能获得更多的临床益处。但长期应用对预防再发缺血事件和死亡有益。因此除非有禁忌证（如低血压、肾衰竭、双侧肾动脉狭窄和已知的过敏），所有UA和NSTEMI患者都可选用ACEI。

(6)调脂治疗：所有ACS患者应在入院24小时之内评估空腹血脂谱。近年的研究表明，他汀类药物可以稳定斑块，改善内皮细胞功能，因此如无禁忌证，无论血基线LDL-C水平和饮食控制情况如何，均建议早期应用他汀类药物，使LDL-C水平降至<800 g/L。常用的他汀类药物有辛伐他汀20～40 mg/d、普伐他汀10～40 mg/d、氟伐他汀40～80 mg/d、阿托伐他汀10～80 mg/d或瑞舒伐他汀10～20 mg/d。

4.血运重建治疗

(1)经皮冠状动脉介入术(PCI)：UA和NSTEMI的高危患者，尤其是血流动力学不稳定、心脏标志物显著升高、顽固性或反复发作心绞痛伴有动态ST段改变、有心力衰竭或危及生命的心律失常者，应早期行血管造影术和PCI。PCI能改善预后，尤其是同时应用GPⅡb/Ⅲa受体拮抗剂时。对中危患者以及有持续性心肌缺血证据的患者，PCI可以识别致病的病变、评估其他病变的范围和左心室功能。对中高危患者，PCI或CABG具有明确的潜在益处。但对低危患者，不建议进行常规的介入性检查。

(2)冠状动脉旁路移植术(CABG)：对经积极药物治疗而症状控制不满意及高危患者(包括持续ST段压低、cTnT升高等)，应尽早(72小时内)进行冠状动脉造影，根据下列情况选择治疗措施：①严重左冠状动脉主干病变(狭窄>50%)，应及时行外科手术治疗。②有多支血管病变，且有左心室功能不全(LVEF<50%)或伴有糖尿病者，应进行CABG。③有两支血管病变合并左前降支近段严重狭窄和左心室功能不全(LVEF<50%)或无创性检查显示心肌缺血的患者，建议施行CABG。④对PCI效果不佳或强化药物治疗后仍有缺血的患者，建议施行CABG。⑤弥漫性冠状动脉远端病变的患者，不适合行PCI或CABG。

二、ST段抬高型心肌梗死

(一)病理解剖

若冠状动脉管腔急性完全闭塞，血供完全停止，导致所供区域心室壁心肌透壁性坏死，临床上表现为典型的STEMI，即传统的Q波型心肌梗死。在冠状动脉闭塞后20～30分钟，受其供血的心肌即有少数坏死，开始了AMI的病理过程。1～2小时后绝大部分心肌呈凝固性坏死，心肌间质则充血、水肿，伴多量炎性细胞浸润。以后，坏死的心肌纤维逐渐溶解，形成肌溶灶，随后渐有肉芽组织形成。坏死组织1～2周后开始吸收，并逐渐纤维化，在6～8周后进入慢性期形成瘢痕而愈合，称为陈旧性或愈合性心肌梗死。瘢痕大者可逐渐向外凸出而形成室壁膨胀瘤。梗死附近心肌的血供随侧支循环的建立而逐渐恢复。病变可波及心包出现反应性心包炎，波及心内膜引起附壁血栓形成。在心腔内压力的作用下，坏死的心壁可破裂(心脏破裂)，破裂可发生在心室游离壁、乳头肌或心室间隔处。

心肌梗死时冠脉内血栓既有白血栓(富含血小板)，又有红血栓(富含纤维蛋白和红细胞)。STEMI的闭塞性血栓是白、红血栓的混合物，从堵塞处向近端延伸部分为红血栓。

(二)病理生理

1.左心室功能

冠状动脉急性闭塞时相关心肌依次发生4种异常收缩形式：①运动同步失调，即相邻心肌节段收缩时相不一致；②收缩减弱，即心肌缩短幅度减小；③无收缩；④反常收缩，即矛盾运动，收缩期膨出。于梗死部位发生功能异常同时，正常心肌在早期出现收缩增强。由于非梗死节段发生收缩加强，使梗死区产生矛盾运动。然而，非梗死节段出现代偿性收缩运动增强，对维持左心室整体收缩功能的稳定有重要意义。若非梗死区有心肌缺血，即“远处缺血”存在，则收缩功能也可降低，主要见于非梗死区域冠脉早已闭塞，供血主要依靠此次心肌梗死相关冠脉者。同样，若心肌梗死区心肌在此次冠脉闭塞以前就已有冠脉侧支循环形成，则对于心肌梗死区乃至左心室整体收缩功能的保护也有重要意义。

2.心室重构

心肌梗死致左心室节段和整体收缩、舒张功能降低的同时，机体启动了交感神经系统兴奋、肾素血管紧张素-醛固酮系统激活和Frank-Starling等代偿机制，一方面通过增强非梗死节段的收缩功能、增快心率、代偿性增加已降低的心搏量(SV)和心排血量(CO)，并通过左心室壁伸展和肥厚增加左心室舒张末容积(LVEDV)进一步恢复SV和CO，降低升高的左心室舒张末期压(LVEDP)；但另一方面，也同时开启了左心室重构的过程。

心肌梗死发生后，左心室腔大小、形态和厚度发生变化，总称为心室重构。重构过程反过来影响左心室功能和患者的预后。重构是左心室扩张和非梗死心肌肥厚等因素的综合结果，使心室变形(球形变)。除了梗死范围以外，另两个影响左心室扩张的重要因素是左心室负荷状态和梗死相关动脉的通畅程度。左心室压力升高有导致室壁张力增加和梗死扩张的危险，而通畅的梗死区相关动脉可加快瘢痕形成，增加梗死区组织的修复，减少梗死的扩展和心室扩张的危险。

(三)临床表现

1.诱发因素

本病在春、冬季发病较多,与气候寒冷、气温变化大有关,常在安静或睡眠时发病,以清晨6时至午间12时发病最多。大约有1/2的患者能查明诱发因素,如剧烈运动、过重的体力劳动、创伤、情绪激动、精神紧张或饱餐、急性失血、出血性或感染性休克,主动脉瓣狭窄、发热、心动过速等引起的心肌耗氧增加、血供减少都可能是心肌梗死的诱因。在变异型心绞痛患者中,反复发作的冠状动脉痉挛也可发展为AMI。

2.先兆

半数以上患者在发病前数天有乏力、胸部不适,活动时心悸、气急、烦躁、心绞痛等前驱症状,其中以新发生心绞痛(初发型心绞痛)或原有心绞痛加重(恶化型心绞痛)为最突出。心绞痛发作较以往频繁、性质较剧、持续较久、硝酸甘油疗效差、诱发因素不明显;疼痛时伴有恶心、呕吐、大汗和心动过速,或伴有心功能不全、严重心律失常、血压大幅度波动等;同时ECG示ST段一过性明显抬高(变异型心绞痛)或压低,T波倒置或增高,应警惕近期内发生心肌梗死的可能。发现先兆及时积极治疗,有可能使部分患者避免发生心肌梗死。

3.症状

(1)疼痛:是最先出现的症状,疼痛部位和性质与心绞痛相同,但常发生于安静或睡眠时,疼痛程度较重,范围较广,持续时间可长达数小时或数天,休息或含用硝酸甘油片多不能缓解,患者常烦躁不安、出汗、恐惧,有濒死之感。在我国,1/6～1/3的患者疼痛的性质及部位不典型,如位于上腹部,常被误认为胃溃疡穿孔或急性胰腺炎等急腹症;位于下颌或颈部,常被误认为牙病或骨关节病。部分患者无疼痛,多为糖尿病患者或老年人,一开始即表现为休克或急性心力衰竭;少数患者在整个病程中都无疼痛或其他症状,而事后才发现患过心肌梗死。

(2)全身症状:主要是发热,伴有心动过速、白细胞增高和血细胞沉降率增快等,由坏死物质吸收所引起。一般在疼痛发生后24～48小时出现,程度与梗死范围常呈正相关,体温一般在38℃上下,很少超过39℃,持续1周左右。

(3)胃肠道症状:约1/3有疼痛的患者,在发病早期伴有恶心、呕吐和上腹胀痛,与迷走神经受坏死心肌刺激和心排血量降低组织灌注不足等有关;肠胀气也不少见;重症者可发生呃逆(以下壁心肌梗死多见)。

(4)心律失常:见于75%～95%的患者,多发生于起病后1～2周内,尤以24小时内最多见。各种心律失常中以室性心律失常为最多,尤其是室性期前收缩;如室性期前收缩频发(每分钟 5 次以上),成对出现,心电图上表现为多源性或落在前一心搏的易损期时,常预示即将发生室性心动过速或心室颤动。冠状动脉再灌注后可能出现加速性室性自主心律与室性心动过速,多数历时短暂,自行消失。室上性心律失常则较少,阵发性心房颤动比心房扑动和室上性心动过速更多见,多发生在心力衰竭患者中。窦性心动过速的发生率为 30%～40%,发病初期出现的窦性心动过速多为暂时性,持续性窦性心动过速是梗死面积大、心排血量降低或左心功能不全的反映。各种程度的房室传导阻滞和束支传导阻滞也较多,严重者发生完全性房室传导阻滞。发生完全性左束支传导阻滞时心肌梗死的心电图表现可被掩盖。前壁心肌梗死易发生室性心律失常。下壁(膈面)心肌梗死易发生房室传导阻滞,其阻滞部位多在房室束以上,预后较好。前壁心肌梗死而发生房室传导阻滞时,往往是多个束支同时发生传导阻滞的结果,其阻滞部位在房室束以下,且常伴有休克或心力衰竭,预后较差。

(5)低血压和休克:疼痛期血压下降常见,可持续数周后再上升,但常不能恢复以往的水平,未必是休克。如疼痛缓解而收缩压低于 10.7 kPa(80 mmHg),患者烦躁不安、面色苍白、皮肤湿冷、脉细而快、大汗淋漓、尿量减少(<20 mL/h)、神志迟钝、甚至昏厥者,则为休克的表现。休克多在起病后数小时至 1 周内发生,见于 20%的患者,主要是心源性,为心肌广泛(40%以上)坏死、心排血量急剧下降所致,神经反射引起的周围血管扩张为次要的因素,有些患者还有血容量不足的因素参与。严重的休克可在数小时内致死,一般持续数小时至数天,可反复出现。

(6)心力衰竭:主要是急性左心衰竭,可在起病最初数天内发生或在疼痛、休克好转阶段出现,为梗死后心脏舒缩力显著减弱或不协调所致,发生率为20%～48%。患者出现呼吸困难、咳嗽、发绀、烦躁等,严重者可发生肺水肿或进而发生右心衰竭的表现,出现颈静脉怒张、肝肿痛和水肿等。右心室心肌梗死者,一开始即可出现右心衰竭的表现。

4.体征

AMI 时心脏体征可在正常范围内,体征异常者大多数无特征性:心脏可有轻至中度增大;心率增快或减慢;心尖区第一心音减弱,可出现第三或第四心音奔马律。前壁心肌梗死的早期,可能在心尖区和胸骨左缘之间扪及迟缓的收缩期膨出,是由心室壁反常运动所致,常在几天至几周内消失。有 10%～20%的患者在发病后 2～3 天出现心包摩擦音,多在 1～2 天内消失,少数持续 1 周以上。发生二尖瓣乳头肌功能失调者,心尖区可出现粗糙的收缩期杂音;发生心室间隔穿孔者，胸骨左下缘出现响亮的收缩期杂音，常伴震颤。右室梗死较重者可出现颈静脉怒张，深吸气时更为明显。除发病极早期可出现一过性血压增高外，几乎所有患者在病程中都会有血压降低，起病前有高血压者，血压可降至正常；起病前无高血压者，血压可降至正常以下，且可能不再恢复到起病之前的水平。

（四）并发症

并发症可分为机械性、缺血性、栓塞性和炎症性。

1.机械性并发症

（1）心室游离壁破裂：3%的心肌梗死患者可发生心室游离壁破裂，是心脏破裂最常见的一种，占心肌梗死患者死亡的10%。心室游离壁破裂常在发病1周内出现，早高峰在心肌梗死后24小时内，晚高峰在心肌梗死后3～5天。早期破裂与胶原沉积前的梗死扩展有关，晚期破裂与梗死相关室壁的扩展有关。心脏破裂多发生在第一次心肌梗死、前壁梗死、老年和女性患者中。其他危险因素包括心肌梗死急性期的高血压、既往无心绞痛和心肌梗死、缺乏侧支循环、心电图上有Q波、应用糖皮质激素或非甾体类抗炎药、心肌梗死症状出现后14小时以后的溶栓治疗。心室游离壁破裂的典型表现包括持续性心前区疼痛、心电图ST-T改变、迅速进展的血流动力学衰竭、急性心包压塞和电机械分离。心室游离壁破裂也可为亚急性，即心肌梗死区不完全或逐渐破裂，形成包裹性心包积液或假性室壁瘤，患者能存活数月。

（2）室间隔穿孔：比心室游离壁破裂少见，有0.5%～2.0%的心肌梗死患者会发生室间隔穿孔，常发生于AMI后3～7天。AMI后，胸骨左缘突然出现粗糙的全收缩期杂音或可触及收缩期震颤，或伴有心源性休克和心力衰竭，应高度怀疑室间隔穿孔，此时应进一步作Swan-Ganz导管检查与超声心动图检查。

（3）乳头肌功能失调或断裂：乳头肌功能失调总发生率可高达50%，二尖瓣乳头肌因缺血、坏死等使收缩功能发生障碍，造成不同程度的尖瓣脱垂或关闭不全，心尖区出现收缩中晚期喀喇音和吹风样收缩期杂音，第心音可不减弱，可引起心力衰竭。轻症者可以恢复，其杂音可以消失。乳头肌断裂极少见，多发生在二尖瓣后内乳头肌，故在下壁心肌梗死中较为常见。后内乳头肌大多是部分断裂，可导致严重二尖瓣反流伴有明显的心力衰竭；少数完全断裂者则发生急性二尖瓣大量反流，造成严重的急性肺水肿，约1/3的患者迅速死亡。

（4）室壁膨胀瘤：或称室壁瘤。绝大多数并发于STEMI，多累及左心室心尖部，发生率为5%～20%。为在心室腔内压力影响下，梗死部位的心室壁向外膨出而形成。见于心肌梗死范闱较大的患者，常于起病数周后才被发现。发生较小室壁瘤的患者可无症状与体征；但发生较大室壁瘤的患者，可出现顽固性充血性心力衰竭以及复发性、难治的致命性心律失常。体检可发现心浊音界扩大，心脏搏动范围较广泛或心尖抬举样搏动，可有收缩期杂音。

2.缺血性并发症

（1）梗死延展：指同一梗死相关冠状动脉供血部位的心肌梗死范围的扩大，可表现为心内膜下心肌梗死转变为透壁性心肌梗死或心肌梗死范围扩大到邻近心肌，多有梗死后心绞痛和缺血范围的扩大。梗死延展多发生在 AMI 后的 2～3 周内，多数原梗死区相应导联的心电图有新的梗死性改变且 CK 或肌钙蛋白升高时间延长。

（2）再梗死：指 AM4 周后再次发生的心肌梗死，既可发生在原来梗死的部位，也可发生在任何其他心肌部位。如果再梗死发生在 AMI 后 4 周内，则其心肌坏死区一定受另一支有病变的冠状动脉所支配。通常再梗死发生在与原梗死区不同的部位，诊断多无困难；若再梗死发生在与原梗死区相同的部位，尤其是 NSTEM 的再梗死、反复多次的灶性梗死，常无明显的或特征性的心电图改变，可使诊断发生困难，此时迅速上升且又迅速下降的酶学指标如 CK-MB 比肌钙蛋白更有价值。CK-MB 恢复正常后又升高或超过原先水平的 50％对再梗死具有重要的诊断价值。

3.栓塞性并发症

心肌梗死并发血栓栓塞主要是指心室附壁血栓或下肢静脉血栓破碎脱落所致的体循环栓塞或肺动脉栓塞。左心室附壁血栓形成在 AMI 患者中较多见，尤其在急性大面积前壁心肌梗死累及心尖部时，其发生率可高达 60％左右，而体循环栓塞并不常见，国外一般发生率在 10％左右，我国一般在 2％以下。附壁血栓的形成和血栓栓塞多发生在梗死后的第 1 周内。最常见的体循环栓塞为脑卒中，也可产生肾、脾或四肢等动脉栓塞；如栓子来自下肢深部静脉，则可产生肺动脉栓塞。

4.炎症性并发症

（1）早期心包炎：发生于心肌梗死后 1～4 天内，发生率约为 10％。早期心包炎常发生在透壁性心肌梗死患者中，系梗死区域心肌表面心包并发纤维素性炎症所致。临床上可出现一过性的心包摩擦音，伴有进行性加重的胸痛，疼痛随体位而改变。

（2）后期心包炎（心肌梗死后综合征或 Dressier 综合征）发病率为 1％～3％，于心肌梗死后数周至数月内出现，并可反复发生。其发病机制迄今尚不明确，推测为自身免疫反应所致；而 Dressier 认为它是一种变态反应，是机体对心肌坏死物质所形成的自身抗原的变态反应。临床上可表现为突然起病，发热，胸膜性胸痛，白细胞计数升高和血沉增快，心包或胸膜摩擦音可持续 2 周以上，超声心动图常可发现心包积液，少数患者可伴有少量胸腔积液或肺部浸润。

（五）实验室和辅助检查

1.心电图检查

（1）特征性改变。在面向透壁心肌坏死区的导联上出现以下特征性改变：①宽而深的 Q 波（病理性 Q 波）。②ST 段抬高呈弓背向上型。③T 波倒置，往往宽而深，两支对称；在背向梗死区的导联上则出现相反的改变，即 R 波增高，ST 段压低，T 波直立并增高。

（2）动态性改变：①起病数小时内，可尚无异常，或出现异常高大、两支不对称的 T 波。②数小时后，ST 段明显抬高，弓背向上，与直立的 T 波连接，形成单向曲线。数小时到 2 天内出现病理性 Q 波（又称 Q 波型 MⅠ），同时 R 波减低，为急性期改变。Q 波在 3～4 天内稳定不变，以后 70%～80%永久存在。③如不进行治疗干预，ST 段抬高持续数天至 2 周左右，逐渐回到基线水平，T 波则变为平坦或倒置，是为亚急性期改变。④数周至数月以后，T 波呈 V 形倒置，两支对称，波谷尖锐，为慢性期改变，T 波倒置可永久存在，也可在数月到数年内逐渐恢复。

2.心脏标志物测定

（1）血清酶学检查。以往用于临床诊断心肌梗死的血清酶学指标包括：肌酸磷酸激酶（CK 或 CPK）及其同工酶 CK-MB、天门冬酸氨基转移酶（AST，曾称 GOT）、乳酸脱氢酶（LDH）及其同工酶，但因 AST 和 IDH 分布于全身许多器官，对心肌梗死的诊断特异性较差，目前临床已不推荐应用。心肌梗死发病后，血清酶活性随时相而变化。CK 在起病 6 小时内增高，24 小时内达高峰，3～4 天恢复正常。

（2）心肌损伤标志物测定：在心肌坏死时，除了血清心肌酶活性的变化外，心肌内含有的一些蛋白质类物质也会从心肌组织内释放出来，并出现在外周循环血液中，因此可作为心肌损伤的判定指标。这些物质主要包括肌钙蛋白和肌红蛋白。肌钙蛋白（Tn）是肌肉组织收缩的调节蛋白，心肌肌钙蛋白（cTn）与骨骼肌中的 Tn 在分子结构和免疫学上是不同的，因此它是心肌所独有，具有很高的特异性。

3.放射性核素心肌显影

利用坏死心肌细胞中的钙离子能结合放射性锝焦磷酸盐或坏死心肌细胞的肌凝蛋白可与其特异性抗体结合的特点，静脉注射^{99m}Tc-焦磷酸盐或^{111}In-抗肌凝蛋白单克隆抗体进行“热点”显像；利用坏死心肌血供断绝和瘢痕组织中无血管以至^{201}Tl或^{99m}Tc-MIBI不能进入细胞的特点，静脉注射这些放射性核素进行“冷点”显像；均可显示M1的部位和范围。前者主要用于急性期，后者用于慢性期。用门电路γ闪烁显像法进行放射性核素心腔造影(常用^{99m}Tc标记的红细胞或白蛋白)，可观察心室壁的运动和左心室的射血分数。有助于判断心室功能，判断梗死后造成的室壁运动失调和室壁瘤。

(六)诊断

WHO的AMI诊断标准依据典型的临床表现、特征性的心电图改变、血清心肌坏死标志物水平动态改变，3项中具备2项特别是后2项即可确诊，一般并不困难。无症状的患者，诊断较困难。凡年老患者突然发生休克、严重心律失常、心力衰竭、上腹胀痛或呕吐等表现而原因未明者，或原有高血压而血压突然降低且无原因可寻者，都应想到AMI的可能。此外有较重而持续较久的胸闷或胸痛者，即使心电图无特征性改变，也应考虑本病的可能，都宜先按AMI处理，并在短期内反复进行心电图观察和血清肌钙蛋白或心肌酶等测定，以确定诊断。当存在左束支传导阻滞图形时，心肌梗死的心电图诊断较困难，因它与STEMI的心电图变化相类似，此时，与QRS波同向的ST段抬高和至少2个胸导联ST段抬高>5 mm，强烈提示心肌梗死。一般来说，有疑似症状并新出现的左束支传导阻滞应按STEMI来治疗。无病理性Q波的心内膜下心肌梗死和小的透壁性或非透壁性或微型心肌梗死。

(七)预后

STEMI的预后与梗死范围的大小、侧支循环产生的情况、有无其他疾病并存以及治疗是否及时有关。总病死率约为30%，住院病死率约为10%，发生严重心律失常、休克或心力衰竭者病死率尤高，其中休克患者病死率可高达80%。死亡多在第1周内，尤其是在数小时内。出院前或出院6周内进行负荷心电图检查，运动耐量好不伴有心电图异常者预后良好，运动耐量差者预后不良。心肌梗死长期预后的影响因素中主要为患者的心功能状况、梗死后心肌缺血及心律失常、梗死的次数和部位以及患者的年龄、是否合并高血压和糖尿病等。AMI再灌注治疗后梗死相关冠状动脉再通与否是影响心肌梗死急性期良好预后和长期预后的重要独立因素。

(八)治疗

1.再灌注治疗

及早再通闭塞的冠状动脉，使心肌得到再灌注，挽救濒死的心肌或缩小心肌梗死的范围，是一种关键的治疗措施。它还可极有效地解除疼痛。

(1)溶栓治疗：纤维蛋白溶解(纤溶)药物被证明能减小冠脉内血栓，早期静脉应用溶栓药物能提高 STEAMI 患者的生存率，其临床疗效已被公认，故明确诊断后应尽早用药，来院至开始用药时间应＜30 分钟。而对于非 ST 段抬高型 ACS，溶栓治疗不仅无益反而有增加 AMI 的倾向，因此标准溶栓治疗目前仅用于 STEAMI 患者。

(2)介入治疗：直接经皮冠状动脉介入术(PCI 是指 AMI 的患者未经溶栓治疗直接进行冠状动脉血管成形术，其中支架植入术的效果优于单纯球囊扩张术。近年试用冠脉内注射自体干细胞希望有助于心肌的修复。目前直接 PCI 已被公认为首选的最安全有效的恢复心肌再灌注的治疗手段，梗死相关血管的开通率高于药物溶栓治疗，尽早应用可恢复心肌再灌注，降低近期病死率，预防远期的心力衰竭发生，尤其对来院时发病时间已超过 3 小时或对溶栓治疗有禁忌的患者。一般要求患者到达医院至球囊扩张时间＜90 分钟。在适宜于做 PCI 的患者中，PCI 之前应给予抗血小板药和抗凝治疗。

(3)冠状动脉旁路移植术(CABG)。下列患者可考虑进行急诊 CABG：①实行了溶栓治疗或 PCI 后仍有持续的或反复的胸痛；②冠状动脉造影显示高危冠状动脉病变(左冠状动脉主干病变)；③有心肌梗死并发症如室间隔穿孔或乳头肌功能不全所引起的严重二尖瓣反流。

2.其他药物治疗

(1)抗血小板治疗：抗血小板治疗能减少 STEMI 患者的主要心血管事件(死亡、再发致死性或非致死性心肌梗死和卒中)的发生，因此除非有禁忌证，所有患者应给予本项治疗。

(2)抗凝治疗：除非有禁忌证，所有 STEMI 患者无论是否采用溶栓治疗，都应在抗血小板治疗的基础上常规接受抗凝治疗。抗凝治疗能建立和维持梗死相关动脉的通畅，并能预防深静脉血栓形成、肺动脉栓塞以及心室内血栓形成。

(3)硝酸酯类药物：对于有持续性胸部不适、高血压、大面积前壁心肌梗死、急性左心衰竭的患者，在最初 24～48 小时的治疗中，静脉内应用硝酸甘油有利于控制心肌缺血发作，缩小梗死面积，降低短期甚至可能长期病死率。

(4)β受体阻滞剂：心肌梗死发生后最初数小时内静脉注射β受体阻滞剂可通过缩小梗死面积、降低再梗死率、降低室颤的发生率和病死率而改善预后。无禁忌证的STEMⅠ患者应在心肌梗死发病的12小时内开始β受体阻滞剂治疗。

(5)血管紧张素转换酶抑制剂(ACEI)：近来大规模临床研究发现，ACEI如卡托普利、雷米普利、群多普利等有助于改善恢复期心肌的重构，减少AMI的病死率，减少充血性心力衰竭的发生，特别是对前壁心肌梗死或心力衰竭或心动过速的患者。因此，除非有禁忌证，所有STEMI患者都可选用ACEI。

(6)CCB：非二氢吡啶类CCB维拉帕米或地尔硫䓬用于急性期STEMI，除了能控制室上性心律失常，对减少梗死范围或心血管事件并无益处。因此不建议对STEMI患者常规应用非二氢吡啶类CCB。但非二氢吡啶类CCB可用于硝酸酯和β受体阻滞剂之后仍有持续性心肌缺血或心房颤动伴心室率过快的患者。血流动力学表现在KillipⅡ级以上的心肌梗死患者应避免应用非二氢吡啶类CCB。

3.心力衰竭治疗

治疗取决于病情的严重性。病情较轻者，给予袢利尿剂(如静脉注射呋塞米20～40 mg，每天1次或2次)，它可降低左心室充盈压，一般即可见效。病情严重者，可应用血管扩张剂(如静脉注射硝酸甘油)以降低心脏前负荷和后负荷。治疗期间，常通过带球囊的右心导管(Swan-Ganz导管)监测肺动脉楔压。只要体动脉收缩压持续＞13.3 kPa(100 mmHg)，即可用ACEI。开始治疗最好给予小剂量卡托普利3.125～6.25 mg，每4～6小时一次；如能耐受，则逐渐增加剂量)。一旦达到最大剂量(卡托普利的最大剂量为50 mg，每天3次)，即用长效ACEI(如福辛普利、赖诺普利、雷米普利)取代作为长期应用。如心力衰竭持续在NYHA心功能分级Ⅱ级或Ⅱ级以上，应加用醛固酮拮抗剂。

4.并发症治疗

对于有附壁血栓形成者，抗凝治疗可减少栓塞的危险，如无禁忌证，治疗开始即静脉应用足量肝素，随后给予华法林3～6个月，使INR维持在2～3。当左心室扩张伴弥漫性收缩活动减弱、存在室壁膨胀瘤或慢性心房颤动时，应长期应用抗凝药和阿司匹林。室壁膨胀瘤形成伴左心室衰竭或心律失常时可行外科切除术。AMI时ACEI的应用可减轻左心室重构和降低室壁膨胀瘤的发生率。并发心室间隔穿孔、急性二尖瓣关闭不全都可导致严重的血流动力改变或心律失常，宜积极采用手术治疗，但手术应延迟至AMI后6周以上，因此时梗死心肌可得到最大程度的愈合。如血流动力学不稳定持续存在，尽管手术死亡危险很高，

也宜早期进行。急性的心室游离壁破裂外科手术的成功率极低，几乎都是致命的。假性室壁瘤是左心室游离壁的不完全破裂，可通过外科手术修补。心肌梗死后综合征严重病例必须用其他非甾体类抗炎药（NSAIDS）或皮质类固醇短程冲击治疗，但大剂量 NSAIDS 或皮质类固醇的应用不宜超过数天，因它们可能干扰 AMI 后心室肌的早期愈合。肩手综合征可用理疗或体疗。

5.康复和出院后治疗

出院后最初 3～6 周体力活动应逐渐增加。鼓励患者恢复中等量的体力活动（步行、体操、太极拳等）。如 AMI 后 6 周仍能保持较好的心功能，则绝大多数患者都能恢复其所有正常的活动。与生活方式、年龄和心脏状况相适应的有规律的运动计划可降低缺血事件发生的风险，增强总体健康状况。对患者的生活方式提出建议，进一步控制危险因素，可改善患者的预后。

第六章 心血管疾病的介入治疗

第一节 先天性心脏病的介入治疗

先天性心脏病是最常见的心脏病之一，据目前人口出生率及先天性心脏病发病率，估计我国每年有 15 万患儿出生。心导管术过去主要应用于先天性心脏病（先心病）的诊断，而现在已成为一种治疗手段。早在 1966 年 Rashkind 和 Miller 在应用球囊房间隔造口术姑息性治疗完全性大动脉转位取得成功。1967 年，Postmann 首先开展经导管封闭动脉导管技术；1974 年，King 和 Mills 开始房间隔缺损的介入性治疗研究，1975 年，Pack 等用刀片房间隔造口术，完善了产生房间交通的姑息性治疗手段。1979 年，Rashkind 研制封堵器材并在婴幼儿动脉导管未闭的介入治疗中取得成功，此后相继发展了 Sideris 法、Cardiol-Seal 法，特别是 1997 年 Amplatzer 封堵器的临床应用，使先天性心脏病的介入治疗得以迅速发展。过去单一的外科手术方法治愈先天性心脏缺损发展为部分由介入性治疗所取代。

先心病的介入治疗大致分为两大类：一类为用球囊扩张的方法解除血管及瓣膜的狭窄，如主动脉瓣狭窄（AS）、肺动脉瓣狭窄（PS）、主动脉缩窄（COA）等；另一类为利用各种栓子堵闭不应有的缺损，如动脉导管未闭（PDA），房间隔缺损（ASD）、室间隔缺损（VSD）等。由于导管介入性治疗先心病所用材料及工艺不断研究与完善，使其目前在国内外的临床应用得到进一步的发展。不仅可避免开胸手术的风险及创伤，而且住院时间短，不失为很有前途的非手术治疗方法。

一、球囊血管成形术

（一）主动脉缩窄

1982 年，最初报道主动脉缩窄（COA）球囊血管成形术以来，此技术不仅应用于原发性COA,还应用于手术后主动脉再狭窄。对未经外科手术的局限性隔膜型COA扩张效果好。扩张的机制为内膜及中层的撕裂,撕裂一般为血管周径的25%,或沿血管长径,或通过直径。撕裂病变一般总是限于梗阻部位本身。如果选择球囊过大,可以撕裂病变上、下方,发生血管破裂及动脉瘤。因此我们选择球囊的标准:①比缩窄直径大2.5~3.0倍;②小于缩窄上下的主动脉直径的50%;③尽可能选最细的导管;④球囊长度以2~3 cm为宜。扩张效果:婴儿及儿童术后压差均可下降70%。

(二)肺动脉分支发育不良或狭窄

实质上各类型的肺动脉解剖狭窄皆可被成功扩张,一般选择右心室收缩压大于2/3左心室收缩压,且不合并左向右分流的先心病患儿。选择球囊直径要大于最严重狭窄段3~4倍。并发症可有肺动脉破裂、动脉瘤、栓塞、球囊退至肺动脉时堵塞血流引起低心排血量等。目前为防止血管成形术后的再狭窄,各种血管支架(stents)技术已应用于临床,特别是球囊可扩张的不锈钢网及弹簧样支架,后者装在球囊扩张导管上,而且被充盈的球囊所扩张,在球囊排空后,支架保持其大小及形状;而且用较大的球囊还可以扩张得更大一些。如果发生再狭窄,在此基础上可再次扩张并放置支架,为血管狭窄成形开辟了更为广泛的前景。

二、经导管封堵术

(一)动脉导管未闭封堵术

动脉导管未闭(patent ductus arteriosus,PDA)的发病率在先天性心脏病中约为8%,尤其是早产儿多见,女性比男性高3倍。未闭的动脉导管最长可达30 mm,最短仅2~3 mm,直径为5~10 mm不等,分3型:①管型动脉导管,长度多在10 mm以内;②窗型的动脉导管,几乎没有长度,肺动脉与主动脉紧贴相连;③漏斗型的动脉导管,长度与管型相似,在近主动脉处粗大,近肺动脉处狭小,呈漏斗状。而国内目前报道应用最多的PDA封堵器是美国产的Amplatzer PDA封堵器。以下介绍各种PDA封堵法。

1.Porstmann法

先将1根3 m长的细软钢丝置心导管内从股动脉插入,逆行经降主动脉,穿过未闭的动脉导管进入右心,再通过下腔静脉由大隐静脉拉出,退出心导管,保留钢丝在体内,形成从动脉进、由静脉出的环形轨道,然后把预备好的泡沫塑料塞子穿入钢丝,由动脉端顶送至动脉导管部位,予以堵闭。该法闭塞率高、栓塞形成率低,但操作复杂,输送鞘粗大易引起血管损伤。Porstmann法要求股动脉内径>3 mm,较 PDA 管径大 20%~30%,其适应证范围窄,只适用于年龄 7 岁以上 PDA 内径较小的患者。

2.Rushkind 法

在导管内安装一套特殊装置,内有不锈钢制成带有 3 个臂的伞架,臂末端有钩,支架内填以聚氨酯伞面。该装置可折叠,并与带有弹簧式释放系统装置相连接,推送上述装置的导管经右心和肺动脉插入动脉导管,从导管内伸出支架,折伞张开,并使支架末端钩子嵌入动脉导管壁内,以堵住开放的动脉导管。以后 Rashkind 对上述方法进一步改进,设计了双伞式无钩修补装置,将带有双伞修补装置的特制导管从腔静脉经右心室、肺动脉及动脉导管到达降主动脉,并在其开口处释放导管内第 1 伞样修补物,使之紧嵌入动脉导管的主动脉端,后释放第 2 伞样修补物使之嵌入动脉导管的肺动脉端。双伞适用于任何年龄的患儿,但该方法残余分流的发病率非常高(20%),并可发生栓塞和机械性溶血。

3.用纽扣式补片经导管关闭 PDA

1991 年,Siders 等报道用纽扣式补片经导管关闭 PDA 首获成功,该装置与关闭房间隔的类似,只是2 mm的线圈由 8 mm 的替代,并且中间增加了一个纽扣以便在 PDA 长度不同时可加以调节。此法适合各种大小、形态和不同位置的 PDA。由于可用 7 F 长鞘传送闭合器,对年龄、体重基本无限制,适应证更宽。但也同样存在残余分流问题。

4.螺旋闭合器堵闭法

1992 年,Cambier 等应用 Gianturco 螺旋闭合器堵塞 PDA。该闭合器由不锈钢丝组成,混合涤纶线以增加导管的血栓形成利于导管闭合。与以前的闭合装置相比,螺旋闭合器的优点是价格相当便宜、医师随时可以应用、输送鞘较小,适用于直径<4 mm 的 PDA。其并发症有异位栓塞、溶血等。钢圈堵塞 PDA 的成功率在 94%以上,但这种装置的缺点是操作中一旦钢圈跑出导管外则手术不可逆,所以近几年带有安全的可控释放装置的 PDA 钢圈的应用逐渐增多,它虽然比 Gianturco 贵一些,但比 Rashkind 便宜得多。

5.Amplatzer 闭合器封堵法

美国 AGA 公司制造的 Amplatzer 闭合器由具有自膨胀性的单盘及连接单盘的“腰部”两部分组成,呈蘑菇状,单盘及“腰部”均系镍钛记忆合金编织成的密集网状结构,输送器由内芯和外鞘组成,鞘管外径为 6F 或 7F,是目前应用较为广泛的闭合器。该方法操作简单、成功率高、残余分流发生率低、闭合器不合适时可回收;输送鞘管小,适于幼儿 PDA 堵闭,且对股静脉损伤小;适用范围广,适

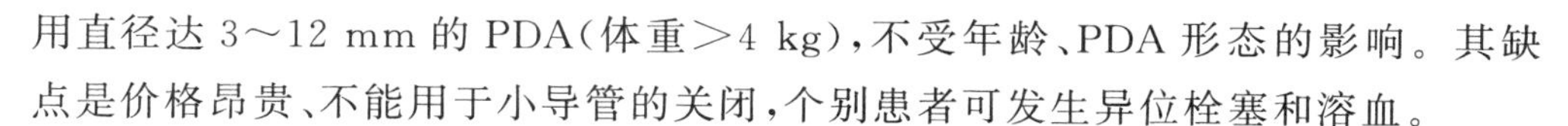

用直径达 3～12 mm 的 PDA(体重＞4 kg)，不受年龄、PDA 形态的影响。其缺点是价格昂贵、不能用于小导管的关闭，个别患者可发生异位栓塞和溶血。

6.其他方法

1990 年，Sideris 等发明扣式闭合器，成功率高但操作复杂，术后 1 个月残余分流高达 25％。1984 年，Warneck 应用双球囊堵塞法，1988 年，Magal 应用尼龙袋闭合装置，1995 年，Pozza 设计了锥形网自膨装置。

以下主要介绍 Amplatzer 闭合器：①急诊外科手术；②有较大量残余分流时，应行手术重新闭合 PDA；③还应考虑与心导管操作有关并发症；④溶血是 PDA 封堵术后的一种严重并发症，可见于Rashkind 伞及弹簧栓子法，而蘑菇单盘法尚未见报道。残余分流造成机械性溶血的原因是所选封堵器直径偏小未能完全封堵 PDA 造成，因此，我们建议选用蘑菇单盘应大于 PDA 造影最窄直径的 3～4 mm 为宜。封堵器放置后其腰部稍变细为佳。一般认为溶血与残余分流的流速，红细胞形态有关。发生溶血后，发生溶血后一般应静脉给予激素及碳酸氢钠等药物治疗，必要时需行弹簧钢圈封堵或外科手术处理；⑤婴幼儿血管内径偏细，若选择封堵器过大或放置位置不当时，可造成降主动脉或左肺动脉瓣狭窄。因此，术后应测降主动脉及左肺动脉，主肺动脉压力。

PDA 封堵术的操作要点如下。

(1)准确了解 PDA 大小和形状，尤其是 PDA 最窄处直径的测量最为重要。术前彩色多普勒超声心动图的测量结果仅供参考，应以主动脉弓造影显示的测量结果为准。显示 PDA 精确形态的投照角度常是左侧位 90°，少数需要添加非标准角度。

(2)选择合适的堵闭器，而且质量要好。备用的堵闭器在生理盐水试用时伸缩均匀，形态正常，以免影响堵闭的效果。所选 Amplatzer 堵闭器的直径应比经精确测量的 PDA 最窄处直径2 mm以上。堵闭器太小易造成残余分流、溶血等并发症；太大有造成降主动脉或肺动脉瓣狭窄的可能。

(3)建立下腔静脉→右心房→肺动脉→PDA→降主动脉轨道，导管经肺动脉通过 PDA 送至降主动脉是关键之一。PDA 直径较大时导管较易直接通过，但直径较小(如＜3 mm)或导管较难通过 PDA 时可采用长 260 cm 交换钢丝引导通过，并注意保持这一轨道。

(4)释放堵闭器操作：应在主动脉近 PDA 处先打开前伞，慢慢往回拉，使前伞紧贴于 PDA 漏斗部。回撤长鞘管使堵闭器“腰部”完全卡在 PDA 内。如发现心脏杂音无明显减弱、堵闭器位置不正、形状欠佳或残余分流较大时，需将堵闭器回收,重新置入或更换。本方法有可回收装置,保证了操作的安全性及成功率。

(二)房间隔缺损封堵术

ASD占先天性心脏病的8%～13%,女性比男性多2～4倍。按心房隔缺损部位及其胚胎学来源分以下三型:①继发型房间隔缺损,约占心房间隔缺损的70%,由于继间隔的发育不全,缺损位于卵圆窝区域。②原发孔心房间隔缺损,约占房缺的20%。为原发间隔未与内膜垫完全融合所致,缺损位于房间隔下部与房室相连处。③静脉窦缺损,占房缺的6%～8%,常伴肺静脉畸形引流,缺损部位较高,接近上腔静脉入处。传统的治疗方法是在体外循环下行房间隔缺直视关闭术。外科手术治疗房间隔缺损安全有效,死亡率较低,但仍有一定的并发症和死亡率,还有术后瘢痕等问题。特别是老年患者及有其他疾病的患者,经开胸治疗房间隔缺损的风险随之加大。1976年,King和Willer首先用双伞状封装置经导管关闭继发孔房间隔缺损取得成功,但由运载补片的输送系统直径达23 F,且仅能用于直径<20 mm的中央型继发孔房间隔缺损,临床推广极难。20世纪80年代,Rushkind等发明新的双面伞装关闭房间隔缺损获得成功,但仅能用于小于10 mm缺损。20世纪90年代以来,Sideris等研制出"纽扣"式补片置,成功的关闭成人和婴儿房间隔缺损数百例,能闭合30 mm以内的中型房间隔缺损,并且输送装置的径明显缩小。但以上封堵器对于大于30 mm的房隔缺损则不能应用。美国研制的Amplatzer封堵器用于30 mm以上的房间隔缺损,且输送装置的直径较小,是目前国内应用最多的一种封堵器。我们主要介绍Amplatzer封堵器。目前国内一项大的分析结果表明,各类先心病介入治疗的成功率为98.1%,重要并发症为1.9%,死亡率为0.09%。而房间隔缺损介入封堵治疗成功率为99%,失败率为1%。这些资料提示先心病的介入治疗是极安全有效的。目前,在发达国家介入治疗已逐步成为该病的首选治疗方法。

Amplatzer房间隔封堵器是由美国AGA公司制造,由具有自膨胀特性的双盘及连接双盘的"腰部"三部分组成(图6-1)。它是钛、镍记忆合金编织成的网状结构,封堵器内有3层涤纶膜以增加封堵性;"腰部"的直径决定于被封堵的ASD的大小,根据腰部的直径分为4～34 mm等27种型号,腰部与ASD大小相等,且位于ASD部位而两侧伞面长度大于腰部10 mm,这样便使封堵器更为牢固。封堵器运送的鞘管直径<10 F,引导系统与封堵器间由螺丝连接,旋转即可撤出。输送系统由输送器和鞘管组成,鞘管外径为6～11 F。另附有装载器,用于装载封堵器到输送系统。Amplatzer法最大的优点:①生物相容性好;②输送系统直

径根据缺损直径大小而定；③闭合 ASD 直径达 30 mm；④封堵器可收回，重新放置；⑤操作简单，成功率高。

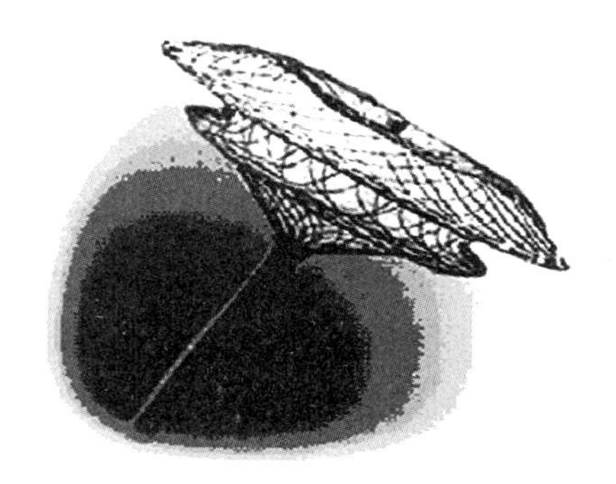

图 6-1　Amplatzer 房间隔封堵器示意图

1.ASD 封堵术的适应证

关于封堵术的临床选择原则，国外认为有 3 点：① ASD 直径＜20 mm；②ASD边缘距二尖瓣、三尖瓣、上腔静脉、下腔静脉等应＞5 mm；③ASD 应是左向右分流。

国内也有 3 种观点：①中央型 ASD 为首要条件；②ASD 直径大于 29 mm 者适于封堵的可能性较小；③ASD 边缘距周围瓣膜及腔静脉＞5 mm。

2.ASD 封堵术的禁忌证

原发孔型 ASD 及上、下腔型 ASD；ASD 合并其他必须手术矫治的畸形；严重的肺动脉高压并已导致右向左分流；下腔静脉血栓形成；封堵前 1 个月内患有严重感染及超声心动图检查证实心腔内血栓形成的患者。此外，年龄＜1 岁的婴儿为相对禁忌证。

3.操作方法

根据伸展直径选择 Amplatzer 封堵器腰部圆柱体的大小，使之略大于或等于 ASD 伸展直径。采用局部浸润麻醉，对不合作的患儿可用气管插管全身麻醉。采用 Seldinger 法穿刺右股静脉，先行右心导管检查，将一个 6～7 F 端孔导管经 ASD 置入左上肺静脉，经260 mm长、J 形置换导丝置入测量球囊，使其骑跨 ASD，用稀释造影剂充盈球囊，使球囊轻度变形。在食管超声证实无心房水平分流后取出球囊，用同等量造影剂使测量球囊再次充盈，测量膨胀直径。将封堵器与输送器内芯连接，在生理盐水中排尽气体后拉入输送鞘内，将 Y 形连接器连接于输送鞘的近端，便于注射生理盐水，沿置换钢丝送入长鞘送至左心房，使其先端位于左心房左肺静脉口附近。在 X 线和食管超声引导下，送入输送器内芯，使左心房盘张开,将其轻轻拉向房间隔,回撤输送鞘,腰部堵住 ASD,输送器内芯保持一定张力,回撤输送鞘,使右心房盘张开,来回运动输送器内芯,调整其封堵位置。经食管超声确认无左向右分流后,将输送器内芯与右心房盘分离。

图 6-2 为 ASD 封堵术后。

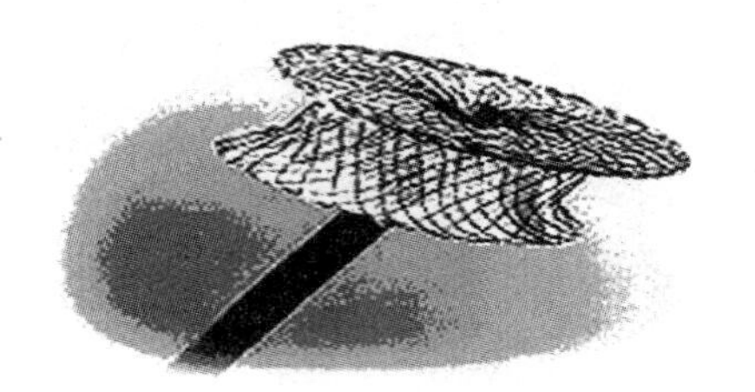

图 6-2 ASD 封堵术后

4.疗效判定标准

该封堵器在合适的位置封堵心房水平分流,不引起功能性异常或解剖性阻塞。术后即刻可以出现一定量的残余分流,可以根据术后即刻心脏造影和心脏彩超喷射血流的最大宽度,将残余分流分为 5 级。①泡沫状:通过涤纶膜微量扩散性漏出;②微量:模糊右心房影,喷射宽度<1 mm;③轻度:模糊右心房影,喷射宽度 1~2 mm;④中度:明显右心房影,喷射宽度3~4 mm;⑤重度:增强右心房影,喷射宽度>4 mm。用Amplatzer封堵器封堵 ASD 的并发症少见,偶有封堵器断裂、短暂 ST 段抬高,短暂 AVB、血栓形成、心肌缺血等。临床评价:在未经选择的 ASD 患者中,83%者可用 Amplazer 封堵器封堵,成功率达 90%。英国一项多中心研究结果显示,86 例 ASD 患者在术后即刻、24 小时、1 个月和 3 个月时的完全封堵率分别为20.4%、84.9%、92.5%和98.9%,仅 7 例失败,其余均获成功。

5.随访与术后处理

ASD 术毕立即行 TEE 查观察疗效;所有病例于术后 24 小时、1 个月、3 个月行 TTE、心电图等检查评价疗效。术后 3 天用低分子肝素皮下注射,3 天内静脉给予抗生素。口服肠溶阿司匹林(100~200 mg/d),共服 3 个月,以预防血栓形成。ASD 封堵术后,应定期观测各心腔大小及结构变化以评估封堵的疗效。观察指标主要有以下几个:①封堵的位置形态及周边是否存在残余分流;②观察各心腔大小及大血管内径变化;③各瓣膜的血流速度变化;④用 M 型、二维超声等观察各室壁运动的变化情况。残余分流的判定标准:微量:直径:<1 mm;少量:直径 1~2 mm;中量:直径 3~4 mm;大量:直径>4 mm。

Amplatzer 法主要并发症为封堵器脱落，异物栓塞，术后感染等，但文献报道并发症极少见。

Amplatzer 封堵器治疗 ASD 时经食管超声心动图(TEE)有重要指导作用。适合介入治疗的 ASD 患者，术前应常规行 TEE 检查，以明确 ASD 直径并精确测量缺损边缘与冠状静脉窦、房室瓣及肺静脉、主动脉根部的距离。封堵器大小的选择直接关系手术的成功与否，在 TEE 监测下应用球囊准确测量 ASD 的直径是治疗的重要步骤。但 ASD 直径大于 30 mm 无须再测球囊伸展直径，可以 TEE 所测值为依据，选择封堵器。置入封堵器时，应用 TEE 观察其与房间隔的关系，并可观察有无残余分流。但 TEE 是一种半创伤性的介入方法，有时由于封堵时间较长使患者难以忍受，在一些儿童患者也因 TEE 探头过大及一些成人患者会厌过于敏感而无法行 TEE 检查而失去封堵机会。于是有人提出直接经胸超声心动图(TTE)或加球囊扩张测 ASD 伸展径来指导选择封堵器及其释放。TEE 可免去患者因行 TEE 受的痛苦，减少 TEE 的并发症，扩大 ASD 的封堵适应范围。TEE 对 ASD 的观察略逊于 TEE，但可以用球囊扩张 ASD 测量其伸展径来指导选择封堵器，应用彩色多普勒进一步确定 ASD 的数目及各缺口间距离来选择封堵术。因此可利用 TEE 及 TEE 的上述特点对 ASD 进行筛选来确定患者是否可行介入治疗。

(三)室间隔缺损

心室间隔缺损(ventricular septal defect，VSD)也是常见的先天性心脏病，占先心病的15.5%，男女性别相近。从解剖学上将心室间隔缺损分为嵴上缺损和嵴下缺损。嵴下缺损位于室上嵴下后方，又可分为膜部缺损、肌部缺损及心内膜垫畸形的心室间隔缺损。其中最为常见的为膜部心室间隔缺损，位于主动脉右冠瓣和无冠瓣连合之上方。肌部心室间隔缺损可以发生在肌部室间隔的任何部位。心室间隔的缺损直径从 2～30 mm 不等，膜部的缺损较大，肌部较小，有的为多个缺损，心室间隔肌部呈筛状。目前主要的治疗手段仍为开胸手术闭合。

室间隔缺损(室缺)的介入性治疗是个尚有争议的问题。1988 年，Lock 等采用 Rash kind 双面伞关闭室缺，此后经历了蚌状夹式闭合器(Clamshell)和 Cardioseal 双面伞封堵室缺。Lock 等一组 136 例室间隔缺损介入治疗报道，54%为肌部，34%为手术后残余漏，用 Amplatzer 封堵器关闭肌部室缺的临床应用结果。由于室间隔解剖上的独特及周围结构的复杂，室缺封堵术仍处于研究探索中，应小心慎重开展。由于封堵器及技术难度的原因，室缺的介入治疗开展的例数较少，不到 ASD 及 PDA 介入治疗的 2%。

经导管室间隔缺损封堵术(transcatheter closure of ventricular septal defects,TCVSD)的装置与导管技术早期的VSD封堵器大多与PDA及ASD封堵器相同,后来在此基础上根据VSD的解剖特点进行了改进。目前,临床上应用的VSD封堵器主要包括Rashkind双面伞封堵器、Sederis纽扣补片式封堵器、Lock蛤壳式封堵器、可控弹簧钢圈和Amplazter封堵器几种。

1.Rashkind双面伞封堵器

由Rashkind双面伞改进而成,左右各有4条爪形的金属臂,可用于封堵较大的VSD(>9 mm)。但由于临床报道多例发生支架臂断裂等并发症,现已很少在临床应用。

2.Lock蛤壳式封堵器

由Lock最早应用于临床,有12 mm和17 mm两种标准型号。由于伞面较大,需要较大的输送鞘管(大于8 F),且要求缺损边缘与周围结构的距离较大,仅适合于较小(≤9 mm)的肌部或膜部缺损。对于VSD直径较大的婴幼儿,鞘管不易通过。

3.Sederis纽扣补片式封堵器

1996年,Sederis在欧洲心血管病会议上报道推广,操作相对较简单,我国也曾多次在临床试用。但由于其并发症出现较多,一定程度上限制了其应用。

4.可控弹簧钢圈

有学者曾报道一膜部小VSD伴膜部瘤形成的病例,在用Rash kind双面伞封堵失败后,采用4个叠加的弹簧钢圈封堵成功。这为封堵缺损孔道不规则的小VSD提供了新的途径。

5.Amplazter封堵器

由于其具有体积小、可回收、可重置、封堵完全等众多优点,已广泛应用于PDA、ASD的封堵。Amplazter封堵器是VSD封堵最有应用前景的装置。目前认为用Amplazter封堵器治疗单发的肌部VSD疗效肯定,但要封堵各种膜周部VSD(约占VSD的80%)还须在设计上加以改进。美国AGA公司最近设计了一种偏心结构的Amplazter封堵器,以减小对主动脉瓣运动的影响,并在微型猪模型上封堵膜部VSD取得了满意的效果。

以下主要介绍Amplazter封堵器。

Amplazter室间隔封堵器适应证主要包括以下。

(1)有明显外科手术适应证的先天性VSD,不合并其他心内畸形。一般认为,单发VSD进行TCVSD术治疗效果较好,多发VSD则要求能用一个封堵器

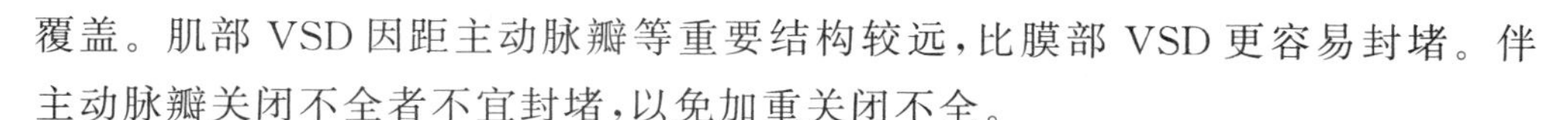

覆盖。肌部 VSD 因距主动脉瓣等重要结构较远,比膜部 VSD 更容易封堵。伴主动脉瓣关闭不全者不宜封堵,以免加重关闭不全。

(2)心肌梗死后室间隔急性破裂。封堵术可以作为外科修补术前稳定血流动力学的过渡性治疗,以提高手术成功率。

(3)VSD 修补术后单发残余分流。封堵术可避免再次手术引起的心室功能不全的危险。

(4)左心室-右心房通道。作为一种特殊的 VSD 也可选择性进行封堵。

(5)VSD 边缘与主动脉瓣(右冠瓣)的距离大于待置入封器的半径,与肺动脉瓣、三尖瓣下缘也应有一定的距离(2 mm 以上)。由于病例选择及缺损位置、大小、形态的精确测量对 VSD 术封堵成功至关重要,所以,在封堵前要常规行经胸声心动图(TTE)、经食管超声心动图(TEE)及左心室造影查。术中利用球囊法测量 VSD 的“伸展直径”尤为必要。

TCVSD 术的导管技术要求与 PDA、ASD 封堵术相比,主要困难是装载系统的输送技术。由于 VSD 解剖结构的特殊性,往往左心室面比较光滑,而右心室面由于嵴小梁粗大丰富显得粗糙,而且 VSD 的右心室面往往有多个孔隙,导管不易准确进入,所以理论上从左心室面送入输送器较理想。但实际操作中很少采用这种途径,因为粗硬的输送器会损伤主动脉瓣及左心室心内膜造成严重的并发症。然而,直接将输送器送到右心室再通过 VSD 在技术上也有较大难度,目前临床上多采用建立轨道法来解决这一问题。具体方法是:经皮穿刺右股静脉(或右颈静脉)和股动脉,从动脉插入一根 7 F 端孔导管入左心室,穿过 VSD 入右心室。从股静脉端插送一网篮导管(或异物钳)至肺动脉主干或右心房,再从股动脉端沿端孔导管送入一根 J 头交换导丝进入网篮,取出端孔导管,收紧网篮,将导丝从静脉端(股静脉或颈静脉)拉出体外,从而建立股静脉(或右颈静脉)-右心房-右心室-VSD-左心室-主动脉-股动脉的导丝滑动轨道。然后将输送鞘管从静脉端沿导丝轨道送入右心室,再从动脉端插入端孔导管入左心室,并向前下轻轻拉动导丝,引导输送鞘管穿过 VSD 入左心室。确定位置后,将选择好的封堵器经输送鞘管推送,在左心室面打开封堵器的左心室部,使其紧贴于 VSD 的左心室面,后撤输送鞘管回右心室,再打开封堵器的右心室部。术中 TEE 及左心室造影显示无明显分流,封堵器位置合适时扭动螺杆释放封堵器。至于穿刺股静脉还是颈静脉则要根据 VSD 的位置而定,如果 VSD 位于室间隔的中下部或顶端,可采用颈静脉穿刺法,以避免导管的过度扭曲;如果 VSD 位于室间隔的前上部(包括膜周部),则一般采用股静脉穿刺法较为顺手。也可不通过股动脉建立轨道，Bridges 等曾采用右股静脉-右心房-间隔-左心房-左心室-VSD-右心室-右颈静脉途径，虽然避免了动脉穿刺，但对无 ASD 的患者需穿刺房间隔，增加了技术难度，故仅在并发 ASD(或卵圆孔未闭)的患者中采用。

TCVSD 术的疗效与所采用的封堵装置与封堵技术密切相关。早期，由于技术不成熟，只有一些病情危重不能耐受手术的病例，才愿意接受封堵治疗，故成功率不高，术后并发症也较多。随着介入技术的发展，装置的不断改进，积累的病例越来越多，技术成功率也随之提高。目前，CVSD 术能获得比较满意的近期效果，至于中远期效果则需要严格的、大规模的、多中心的长期临床随访才能得出结论。随访指标主要包括超声(特别是 TEE)、胸片、心电图、心室造影及临床症状体征的评价。而目前所报道的病例随访时间大多较短，一般为 1～3 个月的短期随访。

TCVSD 术的并发症主要包括以下几点。①心律失常：主要为完全性束支传导阻滞、心动过速、房室传导阻滞、心室颤动等，多为一过性，严重者不能恢复。主要由于轨道导丝压迫拉扯 VSD 的缺损边缘及导管损伤心内膜而影响传导系统(包括房室结、束支)所致。②主动脉瓣穿孔、主动脉瓣关闭不全：穿孔主要发生在右冠瓣，由于封堵器离主动脉瓣太近或放置封堵器时操作不当，其边缘损伤瓣叶所致，同时也影响了瓣叶的运动，造成关闭不全。所以术前一定要精确测量封堵器边缘到主动脉瓣的距离，选择大小合适的封堵器。③三尖瓣穿孔、三尖瓣关闭不全：多发生在隔瓣，也是由于上述原因引起。有报道 TCVSD 术后原有的三尖瓣反流减轻，但具体机制不清。④术后残余分流：主要由于封堵器大小不合适或封堵器移位引起，如果是微量分流，一般可随着封堵器内的血栓形成而消失。⑤低血压：可能是由于导管操作刺激迷走反射引起，Laussen 等的一组 TCVSD 术病例中，70 例有 28 例发生了低血压(收缩压较基础血压下降 20%以上)，必要时需要撤管及补液处理。⑥心搏骤停：由于操作不当或封堵器急性堵塞左心室流出道所致，需要紧急心肺复苏处理。⑦溶血：由于红细胞机械性损伤引起，伴残余分流时发生率会大大增高。⑧感染性心内膜炎：多由心内膜损伤引起，一般要求常规术后口服抗生素 1 个月。⑨出血、动-静脉瘘、颈神经丛损伤等：是由于常规穿刺引起的并发症，一般做相应的处理。

TCVSD 术的临床应用前景与展望随着介入心脏病学的发展，十几年来 TCVSD 术从动物实验到初步的临床尝试，再到目前一定规模的临床应用，已获得了不少宝贵的经验，技术上也不断成熟，取得了一些令人鼓舞的结果。目前，改进方向主要集中在封堵器与输送导管的设计方面。封堵器逐渐在向小型化、高生物相容性方向发展。最近，美国 AGA 公司提出，理想的封堵器应具备以下几个条件：①体积小，能通过 6 F～7 F 的输送鞘管，能广泛应用于年龄较小的婴幼儿。②可多次回收、重置，能自我定位（自膨胀）。③结构稳定，能在体内保持长期不变形，不断裂。④外形设计合理，如靠近瓣环结构的轮状边缘可设计成一定的曲线，以减少与瓣膜的接触面积，而对侧可相应增加轮状边缘的面积以固定封堵器，从而尽量减少对瓣膜运动的干扰。⑤生物相容性好，能与组织快速相容，减少异物反应，以达到 100%封堵率。同时，输送导管的设计也向柔韧性好、损伤性低方面发展，这将使从左心室途径送封堵器成为可能，导管技术将变得更加简单。另外，随着超声心动图三维重建技术的发展，将会有更精确的引导和定位技术来保证技术的成功率，使得 TCVSD 术的应用前景更加广阔。值得一提的是 VSD 介入治疗的适应证也在进一步拓宽，与外科协同治疗某些复杂先天性心脏病将成为一大趋势。

近年来，我国国内不少医院都准备开展或已经尝试开展了 TCVSD 术。但我们应当注意到，目前这项技术还不够成熟，VSD 封堵术在临床运用中产生的并发症远多于 PDA、ASD 封堵术，具体的临床应用还需积累足够多的实际操作经验，而且最好是在熟练掌握了 PDA、ASD 封堵技术的基础上逐步开展。

第二节　心律失常的介入治疗

心律失常的介入治疗包括起搏治疗和经导管消融治疗两大类。起搏治疗几乎覆盖了所有缓慢的心律失常，少数的快速心律失常也可以采取相应的起搏治疗。几乎所有的快速的心律失常（心动过速）患者都可以经导管射频消融治疗获得很好的成功率。另外，ICD 的植入对某些恶性心律失常、猝死趋势起到预防作用。迷走神经刺激（vagusnerve stimulation，VNS）和起搏刺激调节心肌收缩性技术（Cardiac Contractility Modulating，CCM）即不应期起搏等心律植入装置技术悄然问世并成为治疗心力衰竭的新方法。

一、人工心脏起搏治疗

人工心脏起搏通过不同的起搏方式纠正心率和心律的异常，提高患者的生存质量，减少病死率。主要用于治疗缓慢心律失常，也用于治疗快速心律失常和诊断。

(一)人工心脏起搏的发展历程

自1958年埋藏固定频率起搏器首次安装用于治疗完全性房室传导阻滞(AVB)患者,起搏技术历经了50余年的发展,已成为心律失常治疗的主要措施,并成功挽救了无数患者的生命,成为20世纪心血管领域令人振奋的成就。

该技术正在不断地发展,已从最初仅能发放频率较高的脉冲刺激心室的固律型VOO起搏器,发展到增加感知功能的按需性VVI起搏器,但右心室心尖部起搏导致心室不同步,房室同步性丧失等非生理性起搏导致了低心排量综合征(起搏综合征)的发生;生理性双腔(DDD)起搏器的诞生保持了房室同步,后发展至目前广泛应用的变时性起搏,即频率应答起搏器(如DDDR、VVIR)。由于存在不良性右心室心尖部起搏,引起心肌细胞组织学异常和慢性心功能减退,即"起搏诱导性心肌病",右心室流出道间隔部起搏正在取代右心室心尖部起搏,成为生理性起搏另一项技术。

心脏再同步化治疗(Cardiac Resynchronization Therapy,CRT)的应用,也是生理性起搏的另一大进展。心脏再同步治疗是在传统右心房、右心室双腔起搏的基础上增加左心室起搏,以恢复房室、室间和室内运动的同步性。CRT主要用于慢性心力衰竭的治疗,它不但能改善心力衰竭患者的症状、减少住院率,同时也能明显降低心力衰竭患者的病死率。目前CRT及和ICD技术结合的CRT-D已成为有效治疗伴宽QRS心力衰竭和预防猝死的有效手段。

(二)新技术的发展

随着相关生物工程学、材料科学、微电子以及计算机技术的不断进步,起搏技术正在不断发展。经系统改进,第一种能够在强磁场环境下(MRI扫描)正常工作的起搏器装置——Medtronic公司开发的SureScan TM抗核磁起搏系统开始应用于临床。无导线超声心脏起搏技术打破了自起搏器问世50年来必需"植入式电极导线"这一传统理念,为无电极起搏技术的发展带来了新希望。基于生物细胞技术及基因工程的生物起搏治疗,目前处于验证概念阶段。多功能干细胞定向诱导分化技术的进步及针对超极化激动环核苷酸—门控—编码起搏器基因家族研究的不断深入,使生物人工窦房结或房室结的构建成为可能。

(三)适应证的变迁

植入式心脏起搏器作为临床上第一种真正意义上的能够有效调节患者心律和(或)心率而提升心肌收缩力的治疗,极大地改善了窦房结功能障碍以及严重房室传导阻滞患者的临床预后。近年来随着技术的不断进步，其临床适应证也从传统的“症状性”心动过缓扩展至肥厚梗阻性心肌病、慢性心力衰竭以及长QT综合征等所谓“非传统适应证”领域，相关治疗的有效性也得到了越来越多的临床试验结果的证实。

2010年中华医学会心电生理和起搏分会(CSPE)起搏学组，参照2008年6月ACC/AHA/HRS最新公布的“心脏节律异常器械治疗指南”，结合我国植入性心脏起搏器工作现状，对2003年植入性起搏器治疗建议进行了更新，明确了窦房结功能障碍、成人获得性完全性房室传导阻滞、慢性双分支和三分支传导阻滞、颈动脉窦过敏综合征及神经介导性晕厥及肥厚性梗阻型心肌病的植入型起搏器植入指征。指南中对心力衰竭患者植入CRT/CRT-D的临床指征做了明确的建议，并指出心脏再同步治疗(CRT)的作用仍然建立在最佳药物治疗的基础上，不能因为指南的更新，过分强调CRT/CRTD治疗，而忽视常规的药物治疗。

(四)人工心脏起搏的并发症

心脏永久起搏治疗由脉冲发生器(起搏器)、电极导线和植入手术3个方面组成。因此，植入手术的并发症既可存在于植入手术操作的过程中，也可存在于起搏器系统本身。与起搏器系统相关常见的并发症有电池耗尽、起搏器奔放、感知障碍、起搏器介导的心动过速(pacemaker mediated tachycardia，PMT)、起搏器综合征等。而与植入相关并发症主要有感染、气胸、血肿、心肌穿孔、电极脱位、囊袋疼痛等，其中术后感染是最常见的严重并发症。严格起搏器的适应证、严格手术操作的无菌技术、重视术后的随访是减低并发症的重要手段，而早期发现，积极处理，是减低并发症损失的关键。

60余年来，科学技术的迅猛发展带动了永久起搏器技术的不断改进，心脏起搏器已经从单一抗心脏停搏和(或)心动过缓工作模式，逐步发展成为结合监测、识别、预防以及治疗缓慢性和多种快速性心律失常，并储存、传输相关信息，具有高度自动化功能的植入性器械。随着起搏器技术的不断进步和循证医学证据的大量涌现，关于起搏器植入适应证也在不断地扩大，应用的前景更加广阔。未来相关技术的不断发展，还将继续推进心脏起搏技术进一步生理化、智能化、操作简单化、功能多样化和工作个体化。我们期待更简易、有效的起搏方式，以减少手术的创伤风险及长期并发症，期待工艺更精细、功能更齐全，与人体心脏起搏系统更能兼容的生物型起搏系统的创新及应用。

二、心律失常的射频消融

经导管射频消融术(RFCA)自1989年正式应用于人体，首先用于治疗阵发性室上性心动过速，成功率达95%以上，此后又被用于治疗同是折返机制的心房扑动、阵发性房性心动过速、部分室性心动过速（尤其是特发性室速）、阵发性心房颤动等，已使众多患者受益。

经导管射频消融术的发展与成熟，是介入性心脏病学的里程碑之一，它使心律失常的治疗进入了一个可以“根治”的全新时代。尤其是近年来随着三维标测技术的应用，使射频消融在慢性心房颤动中也取得了一定疗效，更是展示了这一技术的无穷魅力。新型的三维电解剖标测系统（CARTO）和三维非接触标测系统（Ensite 3000）的出现，为复杂快速心律失常行消融术提供了有力帮助。而冷冻球囊消融的问世，为阵发房颤的射频消融提供了新的方法。

随着更好标测技术的使用和新型导管的问世，射频消融术将使恶性室性心律失常治疗更安全有效。目前，射频消融术在AVRT、AVNRT特发性心房扑动、特发性心房颤动以及特发性室速的治疗方面，技术已经成熟，治疗效果也基本肯定。随着方法学的不断改进，消融术在室性心律失常中的适应证逐渐扩展，包括室性期前收缩、非持续性室速、持续性室速、部分心室扑动和心室颤动等。

随着经导管射频消融术手术数量的增长，手术并发症正逐渐被关注，主要并发症包括急性心脏压塞、三度房室传导阻滞、肺栓塞、迷走反射及与血管穿刺有关的并发症如血气胸和血管损伤及严重的变态反应等。术中仔细的电生理检查、良好的消融靶点、合适的放电功率是射频消融手术成功的关键。因此，具有扎实的心内电生理知识、熟悉心脏解剖X线定位、娴熟的导管操作技术是顺利开展射频消融术的必要条件，也是减少并发症的主要措施。

随着临床、基础研究的发展，人们对心律失常病理生理机制的深入理解，经导管射频消融术的技术日臻完善，在心律失常治疗方面的应用会越来越广泛。

三、植入型心律转复除颤器

心律失常性猝死是心肌电活动异常最终发展至持续性室性心动过速/心室颤动的结果。对曾经发生过心搏骤停而幸存的以及有心脏性猝死（sudden cardiac death，SCD）高危险的患者，治疗或预防性治疗的选择包括抗心律失常药物治疗、对心律失常的起源处做外科手术切除或导管消融以及采用植入型心律转复除颤器（implantable cardioverter defibrillator，ICD）。尽管射频消融的发展令人瞩目，但对冠心病心肌梗死后和心肌病等结构性心脏病患者的室性快速心律失常治疗效果不佳；多形性室性心动过速包括尖端扭转性室性心动过速亦非射频消融适应证。20世纪90年代中期，由于ICD技术的发展，以及植入方法的简化,ICD在SCD的临床应用迅速发展。

随着多项循证证据的获得,ICD植入的适应证也在拓宽。2002年,ACC/AHA/HRS更新了抗心律失常装置植入心脏起搏器指南,增加了ICD对于慢性心力衰竭患者心脏性猝死一级预防的适应证。2012年ESC公布了最新的急性和慢性心力衰竭的诊断与治疗指南,对于所有符合CRT-P适应证的患者都优先选择植入带有除颤功能的心室再同步心律转复除颤器(CRT-D),以进一步降低死亡率。

(一)ICD种类及适应证

ICD系统均包括脉冲发生器及除颤电极导线,脉冲发生器埋在皮下,而除颤电极导线均经静脉插入,最终置于心腔内,由于路径经过静脉,故称为静脉ICD(transvenousICD,T-ICD)。静脉ICD有以下一些基本功能:室性心动过速和心室颤动的识别,抗心动过缓起搏,抗心动过速起搏(Antitachycardia pacing,ATP)等。

静脉ICD的电极导线长期应用中,常可出现电极移位,导线故障,心包积血,血气胸,感染及静脉闭塞等潜在风险。为克服这些弊病,全皮下ICD(entirely subcutaneous ICD,S-ICD)技术应运而生。皮下ICD是指除颤电极导线埋在左胸下及胸骨左缘的皮下而不进入心腔。此项技术于2012年获美国FDA批准,目前,全球S-ICD植入总数已超过2 000台。皮下ICD更适合年轻患者及静脉ICD已发生感染者,其优势为减少电极导线可能发生的并发症及无创植入技术,局限是无起搏功能不能进行抗心动过速起搏(ATP)治疗。因此,S-ICD不适合有起搏适应证及CRT适应证的患者,也不适合已明确室速反复发作并可由ATP终止的患者。

(二)ICD应用面临的问题

ICD固然能够有效防止心脏猝死,但并不能防止有症状的室性心律失常及室上性心动过速的发作,故仍需同时联用抗心律失常药物减少心律失常的发作以及放电,必要时需行射频消融治疗。ICD的不适当放电导致患者疼痛和恐惧,降低患者生活质量。安置ICD有感染、设备工作不良、导线断裂、心脏穿孔和血肿等并发症。植入ICD的患者进行定期随访和ICD程控,对及时发现各种并发症,不断优化参数保证ICD的正常工作极为重要。由于右心室起搏可能增加心力衰竭的风险,如何选用理想的起搏方式亟待解决。

ICD正在从治疗单一室速向各种心律失常及心功能衰竭等多种治疗发展,

进一步减小脉冲发生器体积、简化植入手术、减少电击能量、提高除颤效果、延长电池寿命及降低ICD系统的费用将使ICD更好地应用于临床。

第三节　心功能不全患者冠状动脉病变的介入治疗

心功能不全是患者住院和死亡的主要原因之一。随着心血管疾病患者病死率下降和人群老龄化，心功能不全的发病率还在持续上升。药物治疗能有效改善一部分患者的临床症状和预后，但其病死率仍然很高。冠状动脉疾病是心功能不全的主要原因之一，持续的冠状动脉缺血还会进一步加重心功能不全。研究显示，存在大面积心肌缺血的心力衰竭患者，单纯药物治疗的5年病死率高达60%。当心功能不全患者存在导致心肌缺血的冠状动脉病变，如冠状动脉病变适合血运重建(PCI或CABG)治疗，在积极药物治疗的同时，进行血运重建有可能改善这些患者的症状和心室功能，降低病死率。尽管心功能不全患者进行血运重建时，发生围术期不良事件的风险较心功能正常的患者高，但其血运重建的绝对收益也较大。

一、概述

(一)心功能不全对血运重建结果的影响

有研究发现，缺血性心肌病患者心功能不全程度对冠状动脉血运重建结果有一定影响。与左心室射血分数(LVEF)＞40%的患者相比，LVEF≤40%的患者血运重建后LVEF的改善更显著。对于无保护的左主干病变患者置入药物洗脱支架，左心室射血分数降低的患者院内和长期随访期间的病死率明显增加。但心功能不全患者并未增加非致命性不良事件和支架血栓的风险。有学者的一项荟萃分析也证实，左心室功能不全的严重程度与血运重建的收益有直接关系，LVEF越低，病死率降低的绝对值越高。在一项回顾性队列研究中，1998－1999年所有在纽约州行择期PCI的患者，依照术前LVEF进行分组评估LVEF和住院死亡风险的关系。结果发现，与LVEF≥55%的患者相比，LVEF分别为36%～45%(OR 1.56，95%CI 1.06～2.30)，26%～35%(OR 2.17，95%CI 1.4～3.31)，≤25%(OR 3.85，95%CI 2.46～6.01)的住院期间的死亡风险明显增高。

埃默里大学的一项研究调查了不同程度的心功能不全对血运重建治疗安全

性的影响。该研究入选1981—1995年期间在埃默里大学医院进行血运重建治疗的11 830名患者。按照基线LVEF的不同将患者分为4组(第1～4组LVEF分别为<25%、25%～34%、35%～49%和≥50%)。随访结果发现,尽管低LVEF患者进行血运重建治疗的病死率是LVEF正常患者的2倍,但病死率和并发症发生率的绝对值并不高。围术期Q波心肌梗死的发生率也很低,可能是由于IABP的广泛应用减少了围术期心肌缺血。低LVEF患者5年和7年生存率都比较低;LVEF<25%的患者10年生存率仅有23%。

Keelan等根据LVEF将1 158例接受PCI的患者分为3组(第1组LVEF≤40%,$n=166$;第2组LVEF 41%～49%,$n=126$;第3组LVEF>50%,$n=866$),分析PCI对院内和1年结果的影响。结果发现,LVEF≤40%组的院内病死率及死亡/心肌梗死的复合终点发生率最高,低LVEF与高院内病死率独立相关。3组的死亡、死亡/心肌梗死和死亡/心梗/CABG的复合终点有显著的统计学差异,LVEF≤40%组预后最差。

(二)血运重建对心功能不全患者的价值

已有许多研究证实,血运重建对左心室功能不全患者的预后有重要影响,可显著改善心功能不全患者的左心室整体和局部功能,显著提高患者的LVEF和NYHA心功能级别,改善心绞痛症状,改善患者近期和晚期预后。Sciagrà等从SEMINATOR研究中入选77例接受血运重建治疗(球囊成形术或CABG)的慢性缺血性心力衰竭患者,结果发现,术前是否存在心室运动不同步、心肌存活性以及血运重建完全程度是血运重建术后心功能恢复的主要决定因素。有学者对26例缺血性心肌病患者研究发现,血运重建治疗不仅改善了患者的左心室收缩功能,而且对于大多数患者的舒张功能也有明显改善。26例患者中,只有3例患者术后仍有左心室舒张期充盈受限($P=0.016$)。其舒张功能改善除与存活心肌数量有关外,血运重建治疗还可逆转左心室重构。

(三)心肌存活性对心功能不全患者预后的影响

许多研究一致认为,心肌存活性与缺血性心功能不全患者血运重建的预后有显著关系。一项荟萃分析证实,缺血性心肌病心功能不全患者的心肌存活性与血运重建后生存率的改善有显著关系。无创成像技术证实有存活心肌的患者,血运重建治疗后生存率的改善明显好于只进行药物治疗;没有存活心肌时,血运重建对生存率的改善不优于药物治疗。晚近的一项研究探讨了存活心肌面积的大小对缺血性心力衰竭患者血运重建术后心功能改善的影响。结果发现,术前核素心肌灌注显像检查中，如果左心室有＞4 个存活的心肌节段（相当于24％的左心室面积），CABG 术后患者的左心室功能、心力衰竭症状和生活质量就会有显著提高。

(四)血运重建改善心功能的机制

心功能不全的药物治疗主要针对心功能不全的代偿机制，而血运重建治疗主要针对的是导致冠心病心功能不全的关键原因——心肌缺血。在发达国家，冠状动脉疾病是大约 2/3 心力衰竭患者的主要病因。冠状动脉疾病时发生的血管内皮功能不全、心肌缺血和梗死还可加重心力衰竭的进展。

存活但是功能障碍的心肌是处于冬眠或顿抑状态。心肌顿抑是心肌急性缺血后出现的心肌功能障碍，缺血改善后，大部分心肌节段的功能可早期恢复（血运重建后 3 个月）。冬眠心肌是长期心肌缺血造成的心肌收缩功能的持续低下，灌注改善后，大部分心肌节段的功能晚期恢复（血运重建后 14 个月）。这两种过程常常共存，不易区分。大约 60％的缺血性左心室功能不全，是由于存活的心肌出现了功能障碍，因此许多患者的预后是有可能改善的。有学者认为重构的心肌处于冬眠状态，早期血运重建可逆转心肌重构。

心肌冬眠的早期阶段，患者只有室壁运动异常，没有心室重构或重构的心肌很少，可以逆转到正常。因此这个阶段是血运重建的最佳时期。随着左心室重构的进展，血运重建能够带来的益处逐渐减少。如果患者只有单支血管病变，即使已出现左心室重构，也应进行血运重建。心肌梗死后的非存活心肌，会逐渐被瘢痕组织替代，造成左心室形状和大小的改变，使心室收缩功能进一步恶化，血运重建可以逆转这个过程。

二、心功能不全患者介入治疗的临床评价

(一)与药物治疗的比较

一般来说，受危害的心肌越多，血运重建（PCI 或 CABG）较单纯药物治疗的风险就越大，绝对得益也越大。与药物治疗相比，伴有左心室功能不全和 1～2 支血管病变的患者，PTCA 或 CABG 后其总的生存率较高，但无事件生存率则无差异。

Tsuyuki 等的研究入选 4 228 例心功能不全的冠心病患者，其中 2 538 例患者进行了血运重建治疗，1 690例患者只采用药物治疗。血运重建患者 1 年的病死率为 11.8％，而未进行血运重建患者的 1 年病死率为 21.6％（HR 0.52，95％CI 0.47～0.58）。风险校正的存活曲线早期分离，血运重建的生存率显著高于单纯

药物治疗，在随访的7年里生存曲线的分离程度逐渐增大。

(二)与CABG的比较

外科血运重建治疗低LVEF患者仍是一个难点，一般情况下应在能够提供机械支持的中心开展。在很有经验的中心，外科血运重建治疗心功能不全患者的病死率是5%～8%。

Tsuyuki等的研究还对比了PCI和CABG对心功能不全患者生存率的影响。风险校正前后7年生存曲线，比较了PCI、CABG和未进行血运重建治疗患者的生存率。从未校正的生存曲线看，PCI和CABG对生存的影响无显著差异。从风险校正的生存曲线看，CABG在降低病死率方面优于PCI，PCI优于药物治疗。不同血运重建策略下患者生存率的差别远低于血运重建和药物治疗的差别。

Toda等的回顾性研究中，在严重左心室功能不全(15%≤LVEF≤30%)的患者中比较了CABG和PCI两种策略。尽管CABG的完全血运重建率较高、心脏事件和靶血管重建率较低，但CABG在改善生存率方面并不优于PCI。提示尽管PCI不能达到完全血运重建，但对挽救心室功能，改善心力衰竭患者预后方面，仍有很大的作用。

REHEAT研究入选了141例LVEF<40%且冠状动脉造影确诊为冠状动脉疾病的患者，对比了PCI和CABG两种策略。结果发现，CABG组的30天主要不良事件发生率较高(40.7%比9%，$P=0.000\ 3$)；PCI组的住院时间较短[(6.8±3.6)天比(9.2±2.1)天，$P=0.000\ 01$]。PCI与CABG改善LVEF的程度相当[(6.0%±7.2%)比(4.4%±9.0%)，$P=0.12$]。

AWESOME试验入选454例患者，随机对比了PCI和CABG两种策略。结果发现，两组3年生存率相当(69%比72%)，两组无不稳定型心绞痛或再次血运重建生存率也无差异(PCI组为37%，CABG组为41%)。AWESOME登记也得到了相同的结果，但同时发现，PCI的成本效益更好。REHEAT登记研究也得到类似的结果。

对于有CABG史的患者，再次CABG的病死率比首次CABG高。AWESOME是第一个在既往进行过CABG的患者中，比较CABG和PCI疗效的随机试验。在1995年到2000年的5年期间，入选了16家医院的2 431例药物难治性心肌缺血的患者，患者至少存在一个高危因素(包括严重左心功能不全)，同意随机分组的患者随机接受PCI或CABG治疗，不同意随机分组的患者根据医师的建议或患者自己的选择接受相应的治疗。结果发现，随机治疗分组接受

CABG和PCI的患者3年生存率分别是73%和76%。在医师指导下选择治疗方式的患者，36个月生存率分别是71%和77%。该研究显示，对于多数CABG后的患者，再次血运重建时PCI是较好的选择。

然而，也有个别临床试验表明，在射血分数<40%伴二支或三支病变或累及左前降支近端的患者，CABG优于支架置入术。纽约州的一项调查入选9 952例LVEF<40%的患者，分别接受PCI或CABG，其结果与AWESOME研究几乎相同。在LVEF较低的患者，与CABG相比，多支血管PCI的相对死亡风险增高了30%～40%。

（三）药物洗脱支架对心功能不全患者预后的影响

对于缺血性心脏病左心室功能严重受损的患者，与裸金属支架（BMS）相比，药物洗脱支架（DES）可能降低病死率和主要不良心脏事件发生率；有研究提示，对于缺血性心脏病严重左心室功能不全的患者，置入DES后的长期病死率和主要不良心脏事件发生率与CABG相近；Gioia等在191例有严重左心室功能不全（LVEF≤35%）的缺血性心脏病患者中，对比了DES和BMS的效果。其中128例患者置入DES（西罗莫司或紫杉醇），63例患者置入BMS。平均随访期为（420±271）天，两组在年龄、心力衰竭病史、病变血管数目等方面无差异。DES组和BMS组主要不良心脏事件发生率分别为10%和41%（$P=0.003$）；两组的心功能都有所改善（NYHA分级DES组从2.5±0.8到1.7±0.8；BMS组从2±0.8到1.4±0.7）。与BMS相比，置入DES可以降低严重左心功能不全患者的主要不良心脏事件发生率。

（四）血运重建策略和指南建议

2005年ACC/AHA心力衰竭指南建议，有心绞痛或有冠状动脉缺血表现的心力衰竭患者应该进行冠状动脉造影，除非患者不做任何形式的冠状动脉血运重建治疗（Ⅰ类，证据级别B）；既往未评价过冠状动脉病变的解剖结构且没有血运重建禁忌证、有胸痛的心力衰竭患者建议进行冠状动脉造影（Ⅱa类，证据级别C）；对于有冠状动脉疾病但无心绞痛的心力衰竭患者，建议进行无创成像评价心肌缺血和存活性，除非患者不做任何形式的血运重建治疗（Ⅱa，证据级别B）；应用无创手段评价心力衰竭或低LVEF患者的病因是否是冠状动脉疾病（Ⅱb类，证据级别C）。对心力衰竭患者进行冠状动脉造影，不仅有助于决定是否行PCI，更能指导药物治疗，如阿司匹林，他汀类药物和ACEI类药物的应用。

2007年ACC/AHA/SACI的PCI指南中建议，经药物治疗的双支或三支病变的 UA/NSTEMI 的患者，有左心室功能不全，病变适合导管治疗的，应行 PCI 治疗（Ⅱb 类，证据级别 B）；对于溶栓失败的心肌梗死患者，若有严重的充血性心力衰竭和（或）肺水肿（Killip 3 级），应行 PCI 治疗（Ⅰ类，证据级别 B）；溶栓成功和未进行早期再灌注的心梗患者，如 LVEF≤40%或发生心力衰竭，常规行 PCI 是Ⅱb 类适应证。2009 年，ACC/AHA 的心力衰竭诊断和治疗指南更新指出，对于同时合并心力衰竭和心绞痛的患者，强烈推荐使用冠脉血运重建治疗，可减轻心肌缺血的症状（Ⅰ类指征，证据级别 A）。CABG 可减轻症状，降低多支病变、LVEF 降低和稳定型心绞痛患者的死亡风险。2004 年，美国冠脉旁路移植术指南推荐存在严重左主干病变及有大面积非梗死心肌、非侵入性检查示灌注不足、收缩减低的患者接受血运重建治疗。

实际工作中，当怀疑患者心力衰竭原因为冠心病时，都应该进行冠状动脉造影，因为这是明确心力衰竭病因的最可靠方式。具有缺血性心力衰竭和心绞痛的患者都应尽可能进行血运重建。尽管循证证据不足，对缺血性心力衰竭但没有心绞痛的患者也应行血运重建。因为在临床实际工作中需要临床医师根据具体患者的具体情况，权衡利弊，如果心肌缺血是患者心力衰竭的主要原因，血运重建就可能是有决定性意义的治疗手段。

血运重建策略的选择：心力衰竭患者血运重建的最终目的是最大限度地保护心肌功能。选择具体策略要根据患者的临床和病变情况。许多试验都证实，PCI 是安全有效的，但是与 CABG 相比，再次血运重建率较高，这可能是由于再狭窄和未处理病变的进展所致。此外，存在下列情况时倾向于 CABG：①一条开放可用的左侧乳内动脉；②左主干或左前降支近端有严重狭窄；③左前降支适合用左侧乳内动脉进行血运重建。如果以上 3 个条件中有 1 项不符合，就倾向于选择 PCI。另外，如果左前降支不适合进行 PCI，但其供应的心肌区域有存活心肌，应选择 CABG。

三、心功能不全患者 PCI 有关技术问题

(一)存活心肌的判断

心肌存活性可采用 SPECT、PET、多巴酚丁胺负荷超声心动图、MRI 等检查进行评估。SPECT 主要是通过检测细胞功能（细胞膜和线粒体的完整性）来判断心肌存活性；PET 主要是通过检测代谢功能（葡萄糖的利用）来判断心肌存活性。与 PET 相比，SPECT 可能会低估心肌的存活性。PET 评价心肌存活性需要结合心肌灌注和心肌糖代谢检查。PET 成像不匹配（灌注减低，代谢正常）是

存活心肌最特异性的表现。PET 图像质量高，诊断准确性高，但价格昂贵，操作复杂，且示踪剂的摄取需要依赖于患者的代谢状态。超声心动图是最常用的评价心肌存活性的方法。多巴酚丁胺负荷时，如收缩减低的心肌节段功能改善，则提示心肌存活和缺血，预示功能可以恢复。虽然超声心动图应用广泛，技术相对简单，但是诊断准确性不高。MRI 评价心肌存活性的两个主要方法是，应用对比剂评价微循环（延迟增强显像）和应用多巴酚丁胺评价收缩储备。MRI 的主要优点是可同时提供功能、结构和灌注的信息，分辨率很高；缺点是采集图像时需屏气，心率不规则时成像质量差，带有金属装置的患者不能进行检查等。

（二）完全和不完全血运重建

有研究认为，完全血运重建患者术后 LVEF 明显升高，不完全血运重建能影响患者的长期预后。但是，在部分高危患者（如心功能不全的患者）中，不完全血运重建也有可能是较为理想的治疗策略。不完全血运重建的好处在于操作风险低，但是有可能需要再次进行血运重建。通过 PCI 达到完全解剖重建（处理所有直径狭窄≥50%、长度＞1.5 mm 的冠状动脉病变节段），往往需要较高的成本，较大剂量的造影剂和 X 线辐射。有学者建议，左心室功能不全患者血运重建策略时不一定要达到完全解剖重建；术前应进行准确的功能评价以确定所有存活的心肌节段，术中争取达到完全的功能重建（治疗所有直径狭窄≥50%、支配存活心肌的冠状动脉节段）。

（三）造影剂问题

充血性心力衰竭是 PCI 术后发生造影剂肾病的危险因素之一。造影剂肾病可显著增加 PCI 术后患者的病死率。识别高危患者和恰当的围术期处理可减少造影剂肾病的发生。

（四）循环支持

严重的左心功能不全、心源性休克的患者，PCI 时出现循环崩溃的风险往往较高。是否应用循环支持，应首先权衡其潜在的得益和可能出现并发症的风险。循环支持治疗往往需要用较大的鞘管，因此血管并发症的发生率高于常规 PCI。尽管应用 IABP 出现血管并发症的风险较大，但是主动脉内气囊反搏（IABP）能为 PCI 中的心功能不全患者，提供有效和安全的机械支持，甚至改善预后。心肺支持（CPS）也可用于支持左心功能不全患者的 PCI。CPS 需要应用较大的导管（15～18 F），因此血管并发症发生率较高。需要长时间支持的患者可能会出现全身性炎症状态，包括溶血性贫血、弥散性血管内凝血等。尽管如此，有非随机研究已经证实有选择地应用 CPS 是可行的。有学者评价了 92 例冠状动脉支架血运重建患者中 CPS 的价值，证实经皮 CPS 对高危（包括左心功能不全）患者的 PCI 起到保护作用，在生存者的长期随访中发现多数患者可以持久获益。

对左心室功能不全患者进行血运重建治疗的目的是改善症状和心室功能，并预防缺血或心律失常事件的发生。血运重建策略的选择是复杂的，必须要结合患者的解剖情况、临床情况和本人意愿，并认真评估操作的风险和收益后决定。目前，有关左心室功能不全患者的血运重建策略的建议并不是建立在循证医学基础上的。正在进行中的几个随机临床试验将进一步评价血运重建和心肌存活性检查在这部分患者中的价值。

第四节　冠状动脉粥样硬化性心脏病的介入治疗

一、冠心病介入治疗的适应证

冠状动脉介入治疗是介入心脏病学中发展最快，最具挑战性的领域。对于冠心病患者，选择何种介入治疗常常取决于临床情况、术者经验、和冠脉病变范围等多种因素。按美国心脏病学会和心脏病协会（ACC/AHA）的建议，临床适应证分为Ⅰ、Ⅱ、Ⅲ类，Ⅰ类适应证是指有充分的证据和（或）一致认为该种治疗对患者有益，Ⅱ类适应证指有反面证据和（或）对治疗的益处有分歧，Ⅱ类适应证又分为Ⅱa、Ⅱb 两类，Ⅱa 指证据和意见更倾向于获益，Ⅱb 指还没有很充分的证据表明获益，Ⅲ类指有充分的证据和（或）一致认为该治疗无益而且对有些患者有害。各类证据的权重分为 A 级：证据来自多个随机临床实验。B 级：证据来自单个随机实验或非随机实验。C 级：专家组的一致观点。

（一）Ⅰ类适应证

（1）有严重左主干病变的冠心病患者行 CABG 治疗。

（2）3 支血管病变行 CABG 治疗。左心室功能障碍的患者（EF＜0.50）存活受益更大。

（3）2 支病变伴左前降支近段冠状动脉病变以及左心室功能不全（EF＜0.50）或负荷试验显示心肌缺血者，行 CABG 治疗。

（4）单支或两支冠状动脉病变，没有左前降支近段严重狭窄但有大面积存活心肌且负荷试验显示高危者，选择 PCI 或 CABG。

(5)多支冠状动脉病变并且冠状动脉解剖适合 PCI，左心室功能正常且无糖尿病者，做 PCI 治疗。

(二)Ⅱa 类适应证

(1)大隐静脉桥多处狭窄，尤其是到左前降支的桥血管有严重狭窄时，再次行 CABG 治疗。

(2)不适合再次行外科手术患者的局灶性桥血管病变或多处狭窄者，行 PCI。

(3)单支或双支血管病变但是没有左前降支近段严重狭窄，并且无创检查提示中等范围的存活心肌和缺血的患者，选择 PCI 或 CABG。

(4)单支血管病变伴左前降支近段严重狭窄患者行 PCI 或 CABG。

(5)多支血管病变并且有糖尿病者，行乳内动脉的 CABG。

(三)Ⅱb 类适应证

2 支或 3 支血管病变伴左前降支近段严重狭窄的患者，伴有糖尿病或左心室功能异常，冠状动脉解剖适合介入治疗的患者，选择 PCI。

(四)Ⅲ类适应证

(1)单支或两支冠状动脉病变，不伴左前降支近段严重狭窄、或有轻度症状、或症状不是心肌缺血所致、或接受强化药物治疗、或无创检查未显示心肌缺血的患者，做 PCI 或 CABG。

(2)非严重冠状动脉狭窄(狭窄直径<50%)的患者，做 PCI 或 CABG。

(3)适合做 CABG 的严重冠状动脉左主干狭窄患者，做 PCI。

冠状动脉介入治疗的模式如表 6-1 所示。

二、冠心病介入治疗的方式

(一)PTCA 和冠脉内支架置入的基本技术

1.术前准备

(1)患者的一般情况。①其他脏器的情况：一些其他脏器疾病可增加冠状动脉介入治疗的风险，如肺部疾患、糖尿病、肾功能障碍，脑血管意外史，出血倾向等。②冠状动脉搭桥术：冠状动脉搭桥术的次数、间隔时间及选择动脉桥和大隐静脉桥的情况。③有无活动性出血：由于冠状动脉介入手术需辅助抗血小板、抗凝治疗，因此必须注意患者有无活动性出血(如活动性消化性溃疡，眼底出血等)。④过敏史:需要了解过去药物过敏史,特别是造影剂过敏史及其治疗反应。⑤周围血管搏动:仔细检查周围血管搏动情况(是否存在、强弱、对称性、杂音)。除了准备穿刺插管一侧的肢体动脉搏动外,对侧上、下肢动脉搏动也应检查,以便必要时插置主动脉内气囊反搏或心肺辅助循环装置。特别是对有脑血管意外、一过性脑缺血或颈动脉杂音的患者,更应仔细检查。⑥实验室检查:包括血、尿、粪三常规,肝、肾功能,电解质,心电图,心脏三位片和血型等。

表 6-1 冠状动脉介入治疗的模式

病变范围	治疗	资料分级
左主干病变,适合行 CABG	CABG	Ⅰ类/A
	PCI	Ⅲ类/C
左主干病变,不适合行 CABG	PCI	Ⅱb类/C
三支血管病变伴 LVEF<0.50	CABG	Ⅰ类/A
包括左前降支在内的多支血管病变伴 LVEF<0.50 或糖尿病	CABG 或 PCI	Ⅰ类/A
多支血管病变 LVEF<0.50 并且没有糖尿病	PCI	Ⅰ类/A
左前降支以外的单支或双支血管病变但无创检查提示大面积心肌缺血或高危	CABG 或 PCI	Ⅰ类/B
包括左前降支在内的单支或双支血管病变	CABG 或 PCI	Ⅱ类/B
左前降支以外的单支或双支血管病变且无创检查提示没有或小面积心肌缺血	CABG 或 PCI	Ⅲ类/C
非严重冠状动脉狭窄	CABG 或 PCI	Ⅲ类/C

(2)临床因素分析:在行介入治疗之前,必须对手术的风险和效果进行认真分析,权衡利弊。包括患者能否耐受手术,手术可能的并发症,术后症状改善的程度,术后再狭窄的机会以及患者对再次介入治疗的耐受性如何等。

在冠状动脉解剖因素一定的情况下,一些合并存在的因素可增加介入治疗的并发症。它们包括高龄、女性、不稳定性心绞痛、糖尿病、肾功能障碍、一过性脑缺血、冠状动脉搭桥史、多支血管病变、C 型病变、LVEF<50%等。

(3)冠状动脉解剖:病变血管解剖因素是支架前时代 PTCA 即刻结果的重要预测因子。这些解剖因素直接导致冠状动脉夹层和急性血管闭塞的发生率明显增加。因此,对复杂的多支血管患者,一般不主张在行诊断性冠状动脉造影后立即行 PTCA,以便在冠状动脉造影后有足够的时间分析冠状动脉病变情况,以及与患者及其家属讨论采用适当的治疗措施。同时,这样也可以给操作者提供足够的时间准备器材(如主动脉内气囊反搏或心肺辅助循环)和人员。但支架后时代,由于器械的改进及技术的提高,大多数医师和患者选择冠状动脉造影和介入治疗一次进行。

病变血管解剖因素包括:病变长度、偏心性、病变部位(例如开口或分叉部)、血管扭曲性(包括成角病变)、狭窄严重性和是否闭塞,血管僵硬度和钙化程度,有无血栓等。

(4)冠状动脉病变危险性记分:Califf 等将冠状动脉系统可以分为 6 个主要的节段:左前降支、对角支、第一间隔支、回旋支、钝缘支、后降支。上述部位存在≥75%狭窄,各记 2 分。左前降支近段病变计6 分。最大总分为 12 分。该记分方法是估价多支血管病变患者高危心肌量的简单方法。对于多支血管病变,冠状动脉病变血管数并不能准确地反映高危心肌的数量,如左前降支近端病变与右冠状动脉远端病变尽管均为单支血管病变,但预后明显不同。冠状动脉病变危险性记分可以较客观地反映受累心肌的范围,已成为预测冠状动脉介入治疗风险性的重要指标。

(5)左心室功能:除患者的年龄、病变血管数、病变的部位和病变的特征之外,左心室射血分数≤30%是预测严重并发症的独立因素。而且,左心室功能障碍患者行介入治疗时,尚可能需用血流动力学支持(主动脉气囊反搏、心肺辅助循环)。

(6)患者咨询和家属签字:介入手术中患者的理解和充分配合十分重要,手术医师和护士应将主要操作过程,术中可能出现的不适向患者解释清楚,以消除顾虑,获得术中配合。对高危患者,术前应给患者及家属解释可能存在的风险,以取得谅解。

(7)检查术前准备情况:术前应仔细检查各项准备工作。包括:①药物治疗(尤其是阿司匹林和噻氯匹啶)。②血容量充足。③患者及家属谈话。④无抗血小板和抗凝治疗反指征。⑤血型和配血。⑥实验室检查结果、12 导联心电图。⑦术前 12 小时禁食。

所有患者术前均需服用阿司匹林,噻氯匹啶应服用 3 天以上,或者服用氯吡格雷。对造影剂有过敏史者,术前晚联合应用皮质激素和 H_2 受体拮抗剂。同时 PTCA 术当天早上再给予皮质激素、H_2 受体拮抗剂和苯海拉明。极少数患者在术中仍有可能发生变态反应,因此必须做好必要的抢救准备。由于大多数患者术前心情紧张,术前给予镇静剂是必要的。

2.操作技术

(1)消毒、铺巾:常规消毒双侧腹股沟上至脐部,下至大腿中部。铺巾于会阴部、下腹部、腹外侧及双下肢，暴露腹股沟。经桡动脉途径者，一般消毒右侧手部及前臂，如拟行介入治疗的病变复杂或可能安置临时起搏器，则尚需消毒右侧腹股沟。

(2)Allen 试验：经桡动脉途径者，术前用 Allen 试验测定右手尺动脉的通常情况，即嘱患者右手握拳，用双拇指同时压迫桡和尺动脉，然后嘱患者伸开手掌。开放尺动脉供血，如果手掌很快红润，则说明尺动脉和掌浅、深弓正常，作同侧桡动脉插管是安全的。

(3)股动脉插管：经局部麻醉后，采用 Seldinger 法穿刺动脉并置入动脉鞘，注意尽量不要穿破股动脉后壁，以免血肿形成。必要时于股静脉预置静脉鞘，放临时起搏器。静脉或动脉内注入肝素5 000～10 000 U，以后每小时追加 2 000 U。必要时可用活化凝血时间(ACT)调整肝素用量，保证ACT＞300 秒。

(4)选择导引导管和冠状动脉造影：根据不同情况可选择 6 F(2.00 mm)或 7 F(2.33 mm)导引导管。选择暴露狭窄病变最佳的体位进行冠状动脉造影，并将图像显示在参照荧光屏上。桡动脉途径时，一般选用 6 F 大腔左或右冠状动脉导引导管(Jukins，Amplatz 或 Voda 导引导管)。

导引导管为冠状动脉介入提供输送管道，在选择时需注意内径、支持力及与冠状动脉开口的同轴性。一般选择 Judkin 左、右冠状动脉导引导管。为了增强支持力，在某些特殊病变(慢性闭塞、迂曲血管、钙化等)可以选用其他构型的导引导管，如 Amplatz、XB、EBU、Q curve 等。

(5)导引钢丝操作：自导引导管内插入 0.014″导引钢丝。如果球囊为快速交换系统，可单独先置入钢丝达病变血管远端，如为 over-the-wire 系统，则事先将钢丝插入球囊导管内，将球囊导管送至导引导管顶端 1 cm 处，然后固定球囊导管，将导引钢丝缓慢旋转地送至病变血管远端。

导引钢丝按照头端的软硬程度分为柔软、中等硬度和标准硬度 3 种类型。可根据血管形状和病变特点选择不同类型的导引钢丝。

(6)球囊到位：导引钢丝到达血管远端后，沿导引导丝将球囊送至狭窄处，注入造影剂并通过球囊上的标记，证实球囊位置正确与否。一旦球囊到位后即可用压力泵加压扩张。

一般以球囊/血管直径≈1 来选择球囊导管。对于准备置入支架的病变，可采用小于血管直径的球囊进行预扩张，然后置入支架，这样可减少球囊预扩张所致的内膜撕裂、夹层的发生率。对于严重狭窄、成角、不规则的病变，球囊有时不能顺利通过。此时可换用 XB，Amplatz 等导引导管，以增加支持力。或改用更小直径的球囊(1.5～2.0 mm)。图 6-3 和图 6-4 为 PTCA 术中常用的器械。

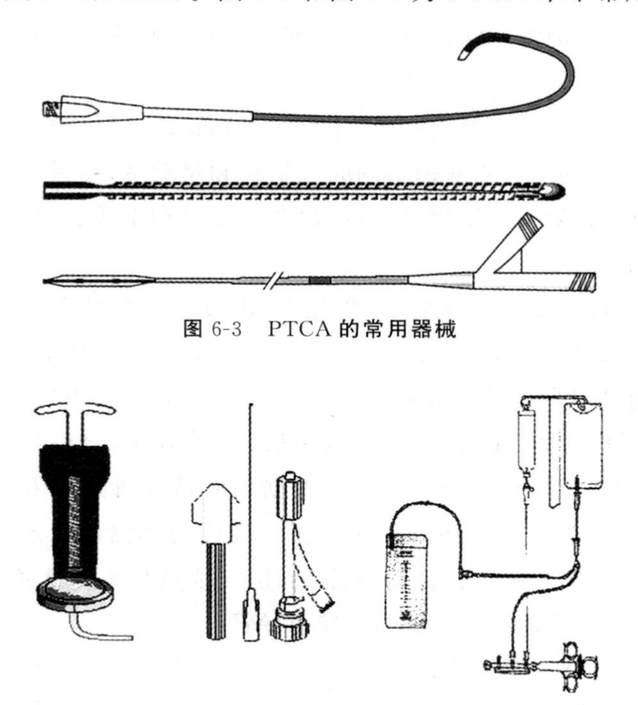

图 6-3　PTCA 的常用器械

图 6-4　PTCA 术中常用的其他器械

(7)支架的置入:球囊扩张完成后,根据残余狭窄的情况、血管管径的大小、有无冠状动脉夹层并发症等情况,选择是否置入支架。在决定置入支架前,应于冠状动脉内注射硝酸甘油,然后按照给予硝酸甘油后的血管直径,根据支架/血管直径≈1/1 的原则选择相应大小的支架。图 6-5 为球囊扩张式支架。

一旦支架置于冠状动脉病变的最佳位置,即根据不同的支架用适当的压力充盈球囊。大多数支架用 6～8 atm[1 atm(大气压)=101 kPa]加压 30～60 秒。大多数情况下,均主张用非顺应性球囊导管对支架作高压 14～16 atm 补充性扩张,以保证支架贴壁良好。

(8)术后观察:病变部位得到满意扩张后,可将导引钢丝留置数分钟,然后再造影观察血管情况。如无血管回缩或明显夹层现象,则可将导引钢丝退出,再根据原来的造影位置造影观察,评价介入治疗的疗效。

3.疗效评定

(1)成功标准:术后冠状动脉残余狭窄＜20%,无死亡、急性心肌梗死、急诊 CABG 等并发症。

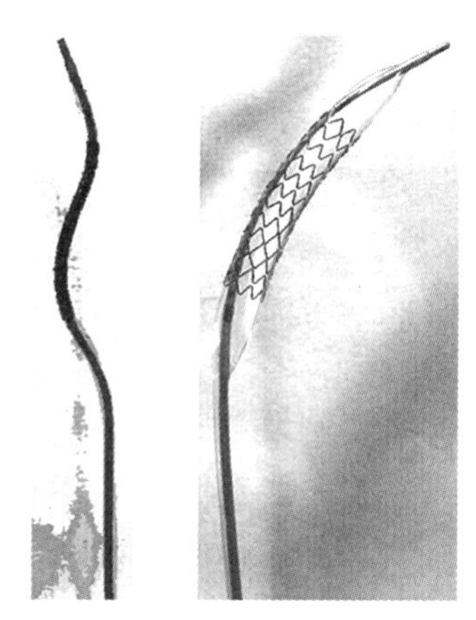

图 6-5　冠状动脉支架左为张扩前，右为扩张后

(2)失败原因：①导引钢丝或球囊不能通过狭窄处。②扩张疗效不佳或发生并发症(急性冠脉闭塞等)。

4.术后处理

(1)监护：术后所有患者均应密切监护，尤其是尚留置主动脉内气囊反搏、心肺辅助循环鞘、冠状动脉内输注尿激酶及严重左心室功能障碍和(或)大块高危心肌的患者，应在 CCU 内监护。

根据血管造影结果及抗凝程度，决定拔除血管鞘的时间。如血管造影示疗效佳，则在术后4～6 小时当 ACT≤150 秒时拔除血管鞘。在血管完全阻塞、旁路血管病变、病变处血栓、急性心肌梗死患者，拔管后仍需继续使用肝素。图 6-6 为左前降支病变 PTCA 和支架置入前后。

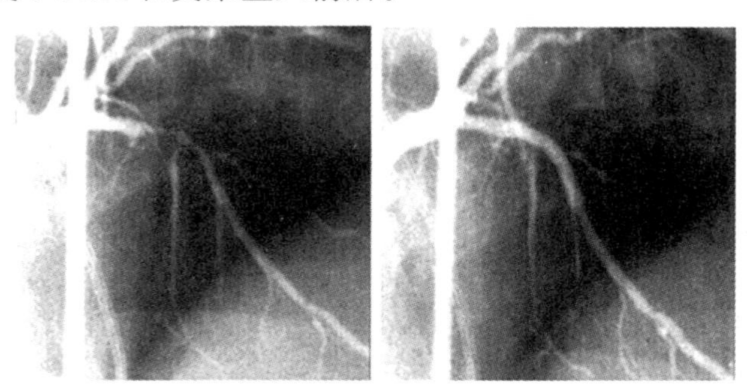

图 6-6　左前降支病变 PTCA 和支架置入前后

PTCA 术后低血压的常见原因：①冠状动脉阻塞。②后腹膜出血是致死性低血压的一个重要而潜在原因。③血容量不足。④药物作用。⑤迷走神经反射。⑥心包压塞。

(2)抗凝治疗:介入治疗后抗凝治疗时间的长短及抗凝剂的用量仍有争论。对于术前稳定性心绞痛和手术效果较好的患者(即没有冠状内膜撕裂和冠状内膜血栓)一般不需长时间的肝素治疗。这类患者离开导管室后即可停用肝素。

两周内心肌梗死、不稳定性心绞痛、术前或术后有血管内血栓或冠状动脉有内膜撕裂的患者,应持续静脉滴注肝素 24 小时以上。此外,急诊 PTCA 一般需持续静脉滴注肝素 3 天。对于维持静脉滴注肝素的患者,应每天查血细胞比容、尿、粪潜血及血小板计数。

(3)抗血小板治疗:常用的抗血小板制剂有阿司匹林、噻氯匹啶、氯吡格雷和 GPⅡb/Ⅲa 受体拮抗剂。它们通过不同的作用机制发挥抗血小板功能。阿司匹林不可逆地抑制血小板内环氧化酶-1 防止血栓烷 A_2 形成,因而阻断血小板聚集,常用量是始剂量 160～325 mg,然后 75～160 mg/d。噻氯匹啶、氯吡格雷同为 ADP 受体拮抗剂,噻氯匹啶用法为 250 mg,2 次/日,氯吡格雷为 75 mg/d,一般用至术后 2～4 周停药。引入 GPⅡb/Ⅲa 受体拮抗剂是冠心病介入治疗的一大进展,目前,FDA 根据临床试验的不同结果批准了 3 种血小板 GPⅡb/Ⅲa 受体拮抗剂,它们是 ReoPro、Tirofiban 和 Eptifibatide,由于价格昂贵、给药方式的不便利,国内还没有常规应用。这些抗血小板制剂的共同不良反应是胃肠道反应、血小板计数减少、白细胞计数减少和出血等,因而在应用时要注意监测血常规、血小板计数和出凝血时间。

(4)出院后的药物治疗:出院后继续药物治疗的目的在于改善预后,控制缺血症状和治疗主要危险因素。例如,高血压、吸烟、高脂血症和糖尿病。因此,选择药物治疗方案应根据患者的具体情况而个体化,其依据是住院期间的检查结果和事件、冠心病危险因素、对药物的耐受性和近期手术操作的类型。所谓 ABCDE 方案对于指导治疗有帮助。A:阿司匹林和抗心绞痛;B:β 受体阻滞剂和控制血压;C:胆固醇和吸烟;D:饮食和糖尿病;E:教育和运动。

(5)随访:患者恢复到基线水平时,即住院后 6～8 周,应安排长期定期门诊随访。主张在下列情形时行心导管检查和冠状动脉造影:①心绞痛症状加重。②高危表现,即 ST 段下移≥2 mm,负荷实验时收缩压下降≥1.3 kPa(10 mmHg)。③充血性心力衰竭。④轻度劳力就诱发心绞痛(因心绞痛不能完成 Bruce 方案 2 级)。⑤心脏猝死存活者。根据冠状动脉解剖和心室功能确定血管重建治疗。

(二)其他几种冠脉介入治疗方式

1.定向冠状动脉内斑块旋切术

定向冠状动脉内斑块旋切术(directional coronary atherectomy,DCA)是一种依靠高速旋转的旋转导管,对硬化的斑块进行切割。冠状动脉造影、血管内超声显像和血管镜检查发现,定向冠状动脉内斑块旋切术除了切除斑块部分的动脉内膜和硬化斑块组织之外,还包括部分动脉中层结构,使动脉壁变薄,顺应性增大;且在血压作用下,对动脉壁起进一步牵拉作用,管腔扩大,血流进一步增多。

所需器材如图 6-7 所示。

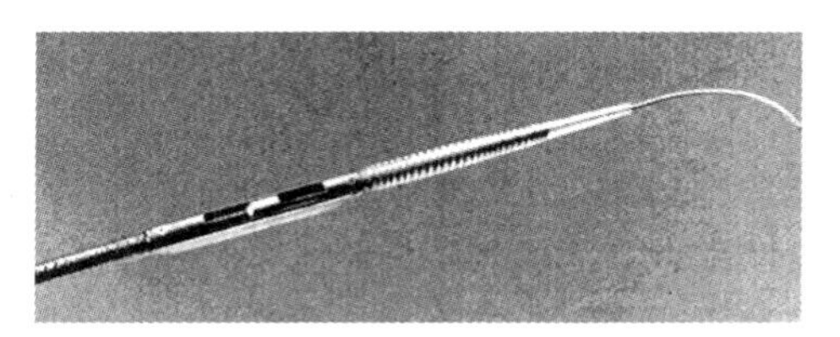

图 6-7　Simpson 旋切导管

1989 年,定向冠状动脉内斑块旋切术被用于临床,主要用于不易行 PTCA 的极其偏心性冠状动脉病变、复杂形态学狭窄、静脉旁路血管狭窄和冠状动脉分支或开口部位病变的患者。当 PTCA 失败时也可进行斑块旋切术。为此,该技术被认为安全可行、疗效较佳,也可用作 PTCA 急性冠状动脉阻塞并发症的非手术治疗。但由于其再狭窄率较高,近年来应用已较少。

2.冠状动脉内斑块旋磨术

1981 年,Hanson 等首先提出高速旋磨血管成形术系统。冠状动脉内斑块旋磨术根据鉴别性切割原理,对无顺应性粥样硬化斑块组织作切割和清除。血管内超声显像发现,冠状动脉内斑块旋磨术尚能去除钙化斑块,使以后的 PTCA 操作更顺利地进行,并获得理想的疗效。同时,经冠状动脉内斑块旋磨术治疗后,冠壁光滑、管腔呈圆柱状且无夹层破裂。而且,管腔扩大并不伴动脉扩张,提示外弹力层截面积不变。管腔大小与旋磨头相同。

冠状动脉内斑块旋磨术的原理如图 6-8 所示。

冠状动脉内斑块旋磨术适用于单支或多支冠状动脉病变或 PTCA 再狭窄治疗。但主要用于冠状动脉弥漫性病变或钙化,以及复杂的冠状动脉病变(B 型或 C 型病变)。当普通 PTCA 遇到困难时,尤其是对血管分叉、开口处、钙化、偏心性、成角或长管状狭窄,更应优先考虑冠状动脉内斑块旋磨术。

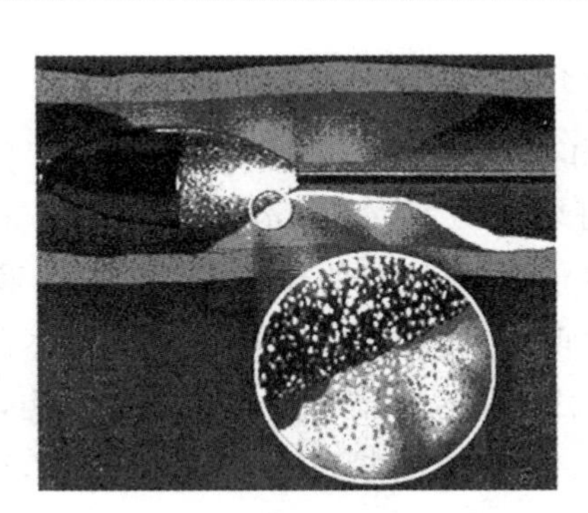

图 6-8　冠状动脉内斑块旋磨术的原理

3.冠状动脉内斑块旋吸术

经皮冠状动脉内斑块旋吸术(transluminal extraction catheter atherectomy,TEC)是一种新的冠状动脉病变介入治疗方法,主要用于急性阻塞、高危复杂病变、慢性阻塞性和陈旧性静脉旁路血管病变。旋吸术时,冠状动脉内斑块被切除并经负压吸出,使阻塞解除。

经皮冠状动脉内斑块旋吸术即刻手术成功率约 90%,B 型和 C 型病变即刻手术成功率仍很高。在美国“经皮冠状动脉内斑块旋吸术登记”报道的 1 141 例患者中手术成功率达 94%。“冠状动脉新介入性疗法登记”(NACI)指出,静脉旁路血管移植术≤36 个月的狭窄病变用斑块旋吸术治疗,成功率为 93%。但是,静脉旁路血管移植术>36 个月时,斑块旋吸术成功率为 86%。冠状动脉内斑块旋吸术附加球囊导管扩张可望达到更好的疗效。

4.激光经皮冠状动脉成形术

随着介入心脏病学的迅速发展,PTCA 的指征不断扩大。但 PTCA 仍难解决完全闭塞、长狭窄、弥漫行病变、钙化斑块及冠状动脉开口处狭窄。对上述病变,PTCA 的成功率非但不高,且易出现急性冠状动脉闭塞,也不能保持冠状动脉的长期通畅。20 世纪 80 年代开始,激光冠状动脉成形术在短短的十几年中,从应用氩离子(Ar^{+})激光、CO_2 激光、钇铝石榴石晶体(Nd:YAG)激光,发展到准分子激光冠状动脉成形术(ELCA);从单光导纤维到多光导纤维;从治疗冠状动脉狭窄发展到完全阻塞的桥血管的血流重建。目前,ELCA 已成为介入心脏病学领域中的一项新技术。

ELCA 的指征:①冠脉狭窄超过 15 mm。②移植血管狭窄和闭塞。③僵硬的病变,不能被 PTCA 扩开。④冠状动脉开口处病变。⑤左前降支开口处病变。⑥冠状动脉弥漫性病变。⑦完全闭塞,但导引钢丝能通过。

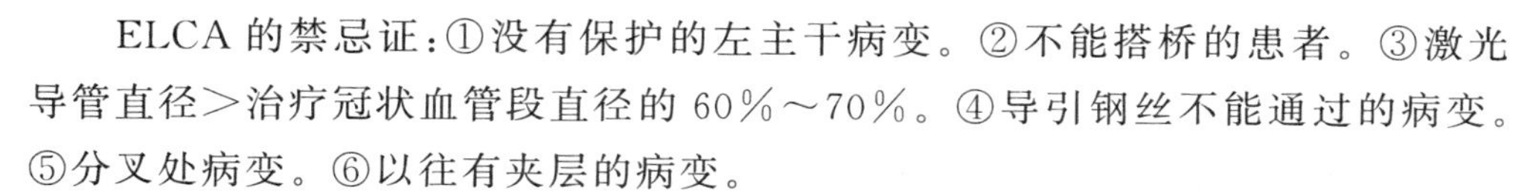

ELCA 的禁忌证：①没有保护的左主干病变。②不能搭桥的患者。③激光导管直径＞治疗冠状血管段直径的 60%～70%。④导引钢丝不能通过的病变。⑤分叉处病变。⑥以往有夹层的病变。

5.超声血管成形术

超声血管成形术是一种比较新颖和有希望取出斑块和血栓的技术。实验证明，高能低频超声具有下列特征：①去除纤维和钙化斑块，且能识别顺应性正常的动脉壁部分。②经超声消融后，纤维钙化血管的扩张性增加。③不管内膜是否完整，超声均引起血管扩张。④溶解血栓。

有学者已成功地开展了经皮超声血管成形术，对 19 例心绞痛患者用超声消融治疗，使平均狭窄自(80±12)%降至(60±18)%($P<0.001$)，最小冠状动脉内径自(0.6±0.3)mm 增至(1.1±0.5)mm。对所有病变均在超声消融后作球囊导管扩张，经扩张后，残余狭窄降至(26±11)%($P<0.001$)及最小冠状动脉内径增至 2.4 mm($P<0.001$)。无并发症发生，无一例产生心绞痛或需急症手术。这些提示超声冠状动脉血管成形术安全可行，去除斑块，有利于用球囊导管在低压下作冠状动脉腔内成形术。

三、PCI 治疗的主要并发症及防治

随着器械的不断革新和经验的积累，经皮冠状动脉介入治疗(PCI)的适应证不断拓宽，成功率也增加至 90%～95%以上，并发症逐渐减少。尽管如此，PCI 仍然存在一系列术中与术后并发症，积极防治这些并发症具有重要的现实意义。

(一)冠状动脉痉挛

1.与球囊扩张相关的冠脉痉挛

见于 1%～5%的球囊成形术患者，多发生于非钙化病变、偏心性病变与年轻患者。据报道，旋磨的冠脉痉挛发生率为 4%～36%，但导致急性闭塞并且需要再次行 PTCA 或 CABG 的严重痉挛少见(＜2%)。激光成形术血管痉挛的发生率为 1.2%～16.0%，使用盐水灌注技术后已明显降低其发生率，该类患者冠脉内应用硝酸甘油有效。

2.处理

(1)硝酸酯：冠脉内注射硝酸甘油(200～300 μg)对多数患者有效，部分患者需要使用大剂量。

(2)钙拮抗剂：冠脉内注射维拉帕米(100 μg/min，最大剂量 1.0～1.5 mg)、地尔硫䓬(0.5～2.5 mg推注1 分钟以上，最大剂量 5～10 mg)对于硝酸酯无效的

患者可能有效。尽管传导阻滞、心动过缓与低血压的发生率较低，推注前仍需准备临时起搏。

(3)再次球囊扩张：如果在使用硝酸酯与钙拮抗剂后病变内痉挛仍然存在，采用适当大小的球囊进行延时(2～5 分钟)低压(1～4 atm)扩张往往有效。绝大多数血管痉挛经硝酸酯与再次 PTCA 后能得到逆转，“顽固性”痉挛应考虑存在夹层，后者往往需要支架治疗。

(4)抗胆碱能药物：若冠脉痉挛伴有低血压和心动过缓，应注射阿托品(0.5 mg静脉注射，每 5 分钟重复 1 次，总量 2.0 mg)。

(5)全身循环支持：若冠脉痉挛伴有缺血和低血压，使用硝酸酯和钙拮抗剂将使其恶化。必要时应考虑使用主动脉内气囊反搏(IABP)，同时使用硝酸酯与钙拮抗剂。应避免使用加重血管痉挛的药物(如酚妥拉明等)，必要时可以选用正性肌力药物(如多巴酚丁胺)。

(6)支架：支架能成功处理顽固性痉挛，但必须在其他措施无效时使用。多数顽固性痉挛和夹层，支架治疗有效。

(二)夹层与急性闭塞

在支架时代以前，夹层导致的急性冠脉闭塞是 PCI 后住院死亡、心肌梗死与急诊 CABG 的主要原因。目前，由于支架的广泛应用，夹层导致急性闭塞已较为少见。但是，支架导致的边缘夹层仍可引起缺血并发症，并易于发生支架内血栓。在支架时代以前，择期 PTCA 的急性闭塞发生率为 2%～11%，其中 50%～80%发生在导管室，其余也多数发生在术后 6 小时以内。急性心肌梗死直接 PTCA 与完全闭塞病变 PTCA 患者发生迟发(>24 小时)急性闭塞更为多见。支架的应用已使急性闭塞的发生率降低至 1%以下。

1.急性闭塞的分类

根据造影与血流情况分为 3 类。①急性闭塞：血管完全闭塞，TIMI 血流0～Ⅰ级。②邻近闭塞：狭窄程度急性加重，TIMI 血流Ⅱ级。③先兆闭塞：造影发现夹层或血栓，PCI 后残余狭窄>50%，TIMI 血流Ⅲ级。

2.夹层的分型

不同类型夹层的特点与急性闭塞的发生率见表 6-2。

3.发生夹层的危险因素

钙化病变、偏心病变、长病变、弥漫病变、复杂形状病变(B 型或 C 型)、血管弯曲等易发生夹层。

表 6-2　不同类型夹层的特点与急性闭塞的发生率

分型	特点	急性闭塞发生率(%)
A	管腔内有微小透 X 线区，无或仅有少量造影剂滞留	—
B	双管(腔)样改变，两腔之间有一透 X 线带，无或但有少量造影剂滞留	3
C	管腔外帽样改变，管腔外造影剂滞留	10
D	管腔内螺旋状充盈缺损	30
E	新出现的持续充盈缺损	9
F	非 A-E 型，导致血流障碍或血管完全闭塞	69

4.急性闭塞的处理

一旦发生急性闭塞，应立即冠脉内注射硝酸甘油 100～200 μg，逆转并存的冠脉痉挛。同时，应使 ACT 保持在 300 秒以上。直径小而柔软的支架问世取代了早期经常采用的灌注球囊延时(＞5 分钟)再扩张法。溶栓治疗可能阻止血管内膜与所在管壁的黏附，但不应常规使用。“补救性”给予阿昔单抗(abciximab)对于 PTCA 后夹层或血栓是否有益存在争议。对于小的内膜撕裂(残余狭窄＜30%，长度＜10 mm，血流正常)，因其早期缺血与再狭窄的发生率较低，一般不需要进一步处理或特别药物治疗。

原发性血栓导致的血管闭塞较为少见，治疗方法包括冠脉内溶栓、局部给药、血栓切吸、再次 PTCA、支架、连续冠脉内超选择性输注尿激酶等，其最终治疗方式未明。

(三)无再流与慢血流

1.定义

无再流现象是指经过介入治疗，冠状动脉原狭窄病变处无夹层、血栓、痉挛和明显的残余狭窄，但血流明显减慢(TIMI 0～Ⅰ级)的现象，若血流减慢为 TIMI 0～Ⅱ级被称为慢血流现象，发生率为 1%～5%，多见于血栓性病变(如急性心肌梗死和不稳定性心绞痛)、退行性大隐静脉桥病变的介入和使用斑块旋磨、旋切吸引导管及人为误推入空气时。临床表现与冠状动脉急性闭塞相同。无血流现象的死亡率增高 10 倍。其产生机制尚不清楚，可能与微循环功能障碍有关，包括心肌微血管痉挛、栓塞(血栓、气栓或碎片)、氧自由基介导的血管内皮损伤、毛细血管被红细胞和中性粒细胞堵塞和因出血所致的心肌间质水肿。

2.预防

预防主要针对病因，对血栓病变或退行性大隐静脉桥病变，应充分抗血小板和抗凝治疗并使用GPⅡb/Ⅲa受体拮抗剂，术中使用远端保护装置。斑块旋磨时转速应足够，旋磨头的选择应由小到大递增和每一阵的时间不宜过长等，避免产生无再流现象。冠脉介入时应特别注意避免误推入空气。

3.处理

(1)解除痉挛：冠脉内注射硝酸甘油(200～800 μg)尽管无显著疗效，但能逆转可能并存的血管痉挛，并且不耽误进一步治疗或增加危险，所有患者均应常规使用。

(2)排除冠脉夹层：应进行多体位造影证实。对于无再流病变应慎用支架，因为远端血流不良能增加支架内血栓风险。

(3)冠脉内注射钙拮抗剂：冠脉内注射钙拮抗剂在无再流的处理中最为重要，冠脉内注射维拉帕米(100～200 μg，总量 1.0～1.5 mg)或地尔硫䓬(0.5～2.5 mg弹丸注射，总量 5～10 mg)能使 65%～95%的无再流得到逆转。注射必须通过球囊的中心管腔或输注导管给药，以保证药物有效灌注远端血管床，而使用导引导管给药则无法使药物到达远端血管。尽管传导阻滞发生率低，仍应备用临时起搏器。无再流导致的低血压不是冠脉内注射钙拮抗剂的禁忌证，必要时可采用药物(升压药、正性肌力药)或主动脉内气囊泵动法(IABP)维持全身循环。

(4)解除微血管阻塞：快速、中度用力地向冠脉内注射盐水或造影剂可能有助于解除由于受损内皮细胞、红细胞、中性粒细胞或血栓导致的血管阻塞。

(5)升高冠脉灌注压力：尽管 IABP 能提高冠脉灌注压，促进血管活性物质的清除，限制梗死面积，但并不能逆转无再流。

(四)冠状动脉穿孔

冠状动脉穿孔和此后的心包填塞是冠脉介入治疗的严重并发症，处理不及时可危及患者生命。发生率在 PTCA 约 0.1%，在冠脉介入新技术(如斑块旋切、旋磨、激光成形等)约为 1%。冠脉穿孔常发生于小分支和末梢血管，其原因多数是钢丝(特别是亲水涂层和中等硬度以上的钢丝)直接损伤穿出血管，或球囊在闭塞病变的假腔内或桥状侧支内扩张，或介入新器械过硬而血管相对小且弯曲致直接损伤的结果。

1.临床后果

17%～24%的患者出现心包积血与填塞，部分患者出现冠状动脉左/右心室瘘、冠状动静脉瘘等。患者可发生心肌梗死甚至死亡，部分患者需要急症手术和输血。介入治疗期间使用 GPⅡb/Ⅲa 抑制剂的患者死亡风险增加 2 倍。部分患者术中造影无明显穿孔，而在术后8～24小时内突然出现心脏填塞。桥血管穿孔时由于搭桥时部分心包切除和心包粘连往往导致胸腔或纵隔出血，而心包填塞表现不明显。

2.预防

(1)导丝放置：导丝操作应轻柔，保持导丝对扭力有反应。一旦发现导丝锁定并弯曲、尖端运动受限或推送导丝出现抵抗现象，应考虑到导丝钻入内膜下的可能，应立即回撤导丝，重新置放。一旦怀疑球囊导管进入假腔，应撤出导丝并经球囊中心腔轻轻注射造影剂证实。造影剂持续残留提示进入假腔，应回撤球囊和导丝重新置放。

(2)器械型号：对于高危病变(分叉、成角、完全闭塞)患者，球囊∶血管比应为1.0；旋磨、激光成形等的器械∶血管比应为0.5～0.6。

(3)其他：发生夹层时不应采用旋切治疗，远端夹层程度难以确定时不应采用支架治疗。

3.处理

(1)延时球囊扩张：立即将球囊放置于造影剂外渗部位，球囊∶血管比为0.8～1.0，2～6 atm，扩张时间>10分钟。若经初次扩张后闭合仍不完全，应再次低压扩张15～45分钟，应尽可能使用灌注导管以保证远端心肌灌注。不宜再追加使用肝素。延时球囊扩张(必要时心包穿刺)能使60%～70%的患者避免外科手术。

(2)支架：现已使用支架-同种静脉移植桥或PTFE带膜支架处理穿孔。前者技术要求较高，不适于伴有严重血流动力学障碍的患者；后者有望得到广泛应用。

(3)心包穿刺：若心包积血较多，应行心包穿刺，放置侧孔导管引流，引流导管应留置6～24小时。急性心脏填塞的患者往往表现为烦躁不安、心率减慢、血压下降、透视下心影扩大和搏动减弱。X线透视下从剑突下途径穿刺心包迅速可靠，抽出血液后可注入5～10 mL造影剂证实穿刺在心包内后再送入导引钢丝、6 F动脉鞘管、沿鞘管送入猪尾导管，以确保通畅引流。如出血量大，可在补充液体的基础上，将从心包抽出的部分血液直接经股静脉补入体内。多数心包压塞仅以猪尾导管引流即可稳定，不需开胸处理，但要严密观察，并做好随时开胸止血的准备。

(4)逆转抗凝作用：多数学者建议使用鱼精蛋白部分逆转全身肝素化效果，若延时球囊扩张下仍然有造影剂外渗，应加大鱼精蛋白剂量(监测ACT)，再次延时扩张。使用阿昔单抗的患者可以考虑输注血小板(6～10 U)逆转其抗血小板作用。

(5)栓塞疗法:不适合外科修补的患者(小血管或远端血管、累及心肌较少、原为完全闭塞病变或临床不适于接受手术)可考虑线圈栓塞、注射明胶泡沫封闭穿孔。

(6)手术治疗:30%～40%的患者需要接受手术治疗。外科手术适于穿孔较大、合并严重缺血、血流动力学不稳定或经非手术处理无效的患者。如果可能,应在准备手术的同时放置灌注球囊导管并持续低压扩张,并间断通过中央孔用肝素盐水冲洗远端,防止凝血块产生,保持远端血管通畅。

(五)与血管穿刺有关的并发症

主要是因穿刺血管(包括动、静脉)损伤产生的夹层、血栓形成和栓塞,及穿刺动脉局部压迫止血不当产生的出血、血肿、假性动脉瘤和动-静脉瘘等并发症,处理不当也可引起严重后果。这些穿刺血管并发症的产生与穿刺部位过高或过低、操作过粗和压迫止血不当有关,也与联合使用溶栓、抗血小板和抗凝剂有关,尤其是在外周血管病变、女性、高血压患者和用肝素抗凝延迟拔除鞘管者更易发生。其预防的关键是准确熟练的穿刺技术、操作轻柔和正确的压迫止血方法。

(六)其他非血管并发症

包括低血压、脑卒中、心功能损伤和造影剂肾病等。

总之,随着经验的不断积累和新型器械与相关药物的临床应用,冠心病介入治疗的并发症得到了有效控制,其内容也在不断变化之中。及时了解并掌握冠心病介入治疗的并发症的原因与防治方法,对于提高介入治疗的安全性与疗效具有深远的现实意义。

四、PCI术后再狭窄及防治进展

冠状动脉再狭窄是PCI治疗的主要远期并发症,也是目前开展冠心病介入治疗的重大障碍。根据PCI术后冠状动脉冠重新再狭窄≥50%,或较PCI术后即刻冠脉内径减少30%以上作为判断标准。PTCA术后再狭窄发生率30%～40%,即使支架置入术后也达15%～20%。大多数再狭窄发生于术后3～4个月,术后6个月再狭窄发生率明显减低。

(一)发生机制

1.早期弹性回缩

发生于PTCA术后最初数小时至第1天。术后24小时冠状动脉造影发现,如被扩张的冠状动脉内径减少＞10％，则再狭窄发生率高达73.6％，但如血管内径减少＜10％，则再狭窄发生率仅为9.8％。

2.附壁血栓形成

局部血小板血栓的形成和溶解，伴发血流波动，促使内膜增生。局部血流减少和剪切力增高则增强该过程。附壁血栓成为平滑肌细胞移行和增生的基质。

3.内膜增生

发生于PTCA术后最初3个月内，表现为平滑肌细胞增生和细胞外基质合成，使管腔狭窄。最初为平滑肌细胞被激活，伴附壁血栓形成和生长因子释放。血栓形成时，局部PDGF和凝血酶积聚，前者诱发平滑肌细胞从中层移行至内膜，同时在多种生长因子的作用下发生增生。后者吸引单核细胞和其他炎性细胞。最后，内膜平滑肌增生，细胞基质产生，导致管腔狭窄。

4.动脉几何形态变化

PTCA时，血管壁牵拉引起滋养血管的损伤和血管壁缺氧。中层压迫，导致平滑肌细胞损伤和DNA合成增加。有学者发现，介入性治疗后残余斑块的性状是预测再狭窄的重要因素。

(二)影响再狭窄的因素

1.血管损伤程度

某些冠状动脉形态可使PTCA时血管损伤增大，因而再狭窄率增高。如长病变和夹层破裂时，内皮细胞修复延缓。钙化病变行PTCA时，需较高的球囊充盈压力，因而更易产生损伤。冠状动脉开口部位狭窄通常发生钙化，其夹层破裂和弹性回缩发生率较高。对血管弯曲和分叉处狭窄行PTCA时，常常可引起夹层破裂，同时血流剪切力有利于血小板沉积。对明显偏心性狭窄行PTCA时，可在斑块与正常血管壁交界处发生较深的中层撕裂。严重狭窄和完全阻塞性病变PTCA时，会对血管的周壁产生较大的牵拉损伤。

2.PTCA

术后残余狭窄程度，PTCA后冠状动脉内径残余狭窄＜30％较残余内径狭窄30％～50％的再狭窄率低。然而，最近有报道指出，为了使PTCA即刻冠状动脉残余狭窄减低，常常需用较大直径的球囊高压、多次和长时间扩张，这样也可使血管损伤加重，导致急性血管闭塞和后期再狭窄。

3.临床因素

心绞痛的类型、大量吸烟、高血压、糖尿病和血脂增高等均是再狭窄的危险因素。

(三)再狭窄的防治进展

1.药物涂层支架

药物涂层支架将抗血管重塑和抗增殖作用集于一体,使用时不需额外的安全性评价,并且这种靶向性的局部药物释放可保证药物在病变局部的高浓度,而系统和循环中的浓度很低,这样保证了药物释放的可控性和低毒性,因而具有广阔的应用前景。

西罗莫司(sirolimus)涂层支架是最有应用前景的涂层支架之一。sirolimus是Wyeth-Ayerst发现的一种抗生素,1999年美国FDA批准sirolimus作为肾移植的免疫抑制剂用于临床。sirolimus具有抑制细胞增殖的作用,可使细胞停止在G1晚期,使细胞循环终止,但sirolimus不破坏健康的细胞。近年来的研究发现,sirolimus可选择性抑制血管平滑肌细胞的迁移和增殖;抑制内膜的过度增生;抑制DNA合成;抑制支架置入术后的炎症反应;促进血管损伤部位及支架置入部位重新内皮化。Cordis公司成功地将sirolimus包被于Bx Velocity™支架——CYPHER™支架上,在置入血管后,sirolimus通过洗脱方式释放于病变局部起到抑制再狭窄的作用。该支架已获得美国FDA批准。

目前,有关CYPHERTM支架的许多研究正在进行中,所涉及的病变范围更为广泛,如冠状动脉开口处病变、血管分叉处病变、小血管病变及再狭窄病变等。

其他药物涂层支架还有紫杉醇(Paclitaxel)涂层、放线菌素D(actinomycin-D)涂层支架等,有关这些涂层支架的研究也正在进行,但是迄今为止,药物涂层支架最长的临床观察期只有两年多时间,更长的时间是否有效,复杂病变、再狭窄病变、复杂的临床情况是否都有效,远期的不良反应如何,药物涂层支架的高额费用能否为患者接受等问题,都需要更深入的研究。

2.血管内放射治疗

血管内放射治疗可以有效地抑制介入治疗特别是支架置入术后内膜的过度增殖,防治血管的病理性重塑。近年来业已完成的多中心随机试验已经证实了血管内放射治疗对支架内再狭窄治疗的有效性和安全性。目前在临床上使用的放射源主要为γ源(^{192}Ir)和β源(^{90}Sr/Y、^{90}Y和^{32}P)。γ源的穿透能力强,放射剂量均匀,但使用和防护问题大;β源的穿透力弱,但已有的研究显示β源对支架内再狭窄同样具有良好的治疗效果,且使用方便,不易造成放射污染。一般认为,在治疗剂量范围内,γ放射源和β放射源对人体冠状动脉血管壁及治疗支架术后再狭窄的放射剂量无明显差异,γ放射源并不具有明显的剂量优势。

血管内放射治疗的主要问题是晚期血栓形成(术后30～180天),发生率为5%～10%;第2个问题是边缘效应或糖果现象,所谓边缘效应或糖果现象指放射治疗后在病变边缘出现明显的内膜增殖,导致严重狭窄,8%～18%的放射治疗接受者发生这种现象;另外,血管内放射治疗也可导致晚期再狭窄和远期管腔损失。

3.再狭窄的基因治疗

PTCA术后再狭窄的发生与内皮细胞损伤、血小板的黏附、局部炎症反应、生长因子和细胞因子的作用及癌基因和抗癌基因的异常表达有关。随着基因治疗的发展和应用,在血管内导入基因,促进内皮细胞增生及血栓的溶解,抑制平滑肌细胞的增殖有可能达到防治再狭窄的目的。基因治疗有两个重要的条件:一是治疗性基因的选择,二是基因转移的途径。目前用于防治再狭窄的基因类型有:抗血栓形成的基因,血管活性物质的基因,生长因子和细胞因子的基因,癌基因与抗癌基因,细胞周期调节基因等。

虽然,防治再狭窄的基因类型很多,前途广阔,但再狭窄的基因治疗和其他基因治疗一样,还有安全性、动物模型和临床试验等一系列问题尚待解决。

五、冠心病介入治疗临床试验评价

自1967年开展CABG和1977年创立PTCA以来,以PTCA为代表的经皮冠状动脉介入治疗(PCI)正被广泛用于急性心肌梗死、不稳定性心绞痛、稳定性心绞痛的再灌注或血运重建治疗。

近十年来,有关冠状动脉介入治疗的临床试验极大地改变了冠心病的治疗模式,除部分临床试验采用替代终点指标(如临床症状、血流动力学、影像学和生化指标)外,多数研究采用了预后终点指标(如总死亡率、主要心血管事件等)。

(一)急性心肌梗死(AMI)的介入治疗

AMI的再灌注治疗主要有两种途径,即溶栓治疗和直接介入治疗。直接介入治疗(特别是支架的应用)具有准确的“罪犯血管”定位、较高的再灌注率及极低的并发症发生率等优点,正日益成为AMI再灌注治疗的最有效手段。

1.直接PTCA

(1)直接PTCA不进行溶栓治疗,直接对梗死相关动脉(IRA)进行PTCA称为直接PTCA。自1983年Hartzler首次报道AMI的直接PTCA以来,直接PTCA已得到深入研究。大量研究表明,AMI直接PTCA安全有效,并能改善AMI的预后,其即刻操作成功率可达83%～97%。在改善预后的机制中,TIMI

Ⅲ级血流是决定存活和左室功能恢复的最重要决定因素。另外，直接 PTCA 时的急诊造影还可早期明确冠状动脉解剖与病变情况，从而有利于采取个体化治疗和更为有效治疗措施，有助于降低病死率。

多数试验显示，直接 PTCA 的疗效优于溶栓治疗。ZWOLLE 研究、Ribeiro 等和 Zijlstra 等比较了直接 PTCA 和链激酶溶栓的疗效。ZWOLLE 研究结果表明，直接 PTCA 组出院时再梗死、复发心肌缺血和不稳定性心绞痛发生率均明显低于链激酶组，直接 PTCA 组的左室射血分数和 IRA 开通率也优于链激酶。ZWOLLE 长期随访研究发现，直接 PTCA 组的死亡、再梗死和再次血运重建率均明显低于链激酶组。PAMI、MAYO、GUSTO-Ⅱb、MRMI-2、PAMI-Ⅰ等研究比较了组织纤溶酶原激活剂(t-PA)与直接 PTCA 的疗效。多数试验提示，直接 PTCA 的近期与远期(6 个月至 2 年)疗效优于 t-PA 溶栓治疗。与溶栓治疗相比，直接 PTCA 后的残余狭窄程度更轻，再狭窄率也更低。在直接 PTCA 水平较高的医院，AMI 直接 PTCA 的效果将优于溶栓治疗。

(2)直接置入支架：AMI 时既可直接置入支架又可在直接 PTCA 并发夹层或急性闭塞时补救性置入。大部分研究表明，直接支架可能优于直接 PTCA。与直接 PTCA 相比，直接支架安全有效，并可以减少住院期间心肌缺血再发和急性闭塞；提高无事件(靶血管重建、再狭窄和急性闭塞)生存率，而死亡率和再梗死率无明显变化。即使在高危病变患者，直接支架仍然存在，其即刻成功率为 94%～100%，而死亡率低于直接 PTCA(0～9%)。

FRESCO 试验共入选了 150 名患者，在直接 PTCA 后随机分为选择性置入支架和不再进一步介入治疗两组。结果发现，随机分入支架组的患者全部支架置入成功；支架组主要临床终点和再狭窄率均显著低于单纯 PTCA。继 PAMI Stent Pilot 试验之后，Stent-PAMI 试验将 900 名病变适合置入支架的 AMI 患者随机分入 PTCA ＋支架组($n=452$)和单纯 PTCA 组($n=448$)。主要复合终点指标包括死亡、再梗死、致残性卒中及再次靶血管重建。随访 6 个月后结果显示，支架组的主要复合终点指标低于单纯PTCA 组(12.6% *vs* 20.1%，$P<0.01$)，支架组的再狭窄率也低于 PTCA 组(20.3% *vs* 33.5%，$P<0.001$)。

总之，直接支架术由于术后最小冠腔直径更大、早期及晚期缺血复发率更低、再狭窄发生率更低、靶血管再次血运重建率更低，因而其疗效可能优于直接 PTCA 或溶栓治疗。然而，现有资料表明，直接支架并不能降低死亡率，也不能改善 TIMI Ⅲ级血流和减少再梗死。基于现有资料，直接 PCI 时是否应该常规置入支架尚有争议；尽管支架得到广泛开展，直接 PTCA 仍然是目前公认的

AMI最佳治疗选项之一。

直接PTCA可明显降低AMI并发心源性休克的病死率。AMI并发心源性休克内科治疗的病死率曾高达80%～90%，静脉溶栓治疗不能显著降低其病死率。GISSI研究表明，Killip Ⅳ级的患者给与链激酶静脉溶栓治疗的病死率仍高达70%，冠状动脉内溶栓的病死率为67%，而直接PTCA可使其病死率将至50%以下。

(3)心源性休克的介入治疗：大量文献报道了有关心源性休克的非随机研究结果。多数研究显示，在不是由机械并发症(二尖瓣关闭不全、室间隔或心室游离壁破裂等)引起的心源性休克患者，PCI可显著改善预后，降低近期和远期病死率。对AMI并心源性休克的患者，直接PTCA地成功率达54%～100%，患者生存率42%～86%，其中PTCA成功患者的生存率58%～100%，未成功患者为0～29%。SHOCK试验等还发现，年龄＜75岁的患者，在AMI起病36小时以内或休克发生18小时以内接受血运重建治疗都有可能获益。

综上所述，AMI直接PTCA的效果优于溶栓治疗或保守治疗。在AMI急性期，一般仅对IRA进行扩张。合并血流动力学障碍及心源性休克时，冠状动脉造影及PTCA应在主动脉内气囊反搏的支持下进行。与溶栓治疗相似，直接PCI也应尽快尽早进行，“时间就是心肌，时间就是生命”。患者年龄、血流动力学状况、Killip分级、PCI前IRA开通情况及医疗单位的年手术量是预测直接PCI的相关因素。

2.溶栓后PCI

根据习惯，一般将溶栓后PCI分为以下几种。①溶栓后立即PCI：溶栓成功后立即(＜3小时)行PCI。②挽救性PCI：对溶栓失败(未能恢复TIMI Ⅲ级血流)后仍有持续或再发心肌缺血的患者马上(12～24小时)PCI。③延迟PCI：溶栓成功后数小时至数天(48小时～14天)再行PCI。使用减量溶栓剂和GPⅡb/Ⅲa抑制剂后再行PCI的所谓药物辅助性PCI或称“易化”PCI也属于溶栓后PCI范畴。

(1)溶栓后立即PCI：在20世纪80年代，3个有关的临床试验(Topol等，Simoons等和TIMI Ⅱ)一致证实，溶栓后立即PTCA能增加病死率、增加出血并发症、增加急诊CABG，而且并不能减少再闭塞或增加左心室功能。其不良后果可能与出血性梗死和血管内出血有关。使用全量溶栓剂后立即行PCI已经被ACC/AHA列为Ⅲ类适应证，不宜采用。

(2)挽救性PCI：溶栓失败后性挽救性PCI的目的在于使血管再通、挽救心肌和促进梗死区的愈合。有关挽救性 PCI 的主要研究包括 TAMI-5、RESCUE、CORAMI、GUSTO-Ⅰ、GUSTO-Ⅲ等。目前一般认为，挽救性 PTCA 成功率低于直接 PTCA，但仍达到 70%～90%；其死亡率与再闭塞率可能高于直接PTCA或溶栓治疗。

部分学者建议，对溶栓后临床判断冠状动脉未再通且仍有缺血症状者，特别是发病时间较早及高危患者应行急诊冠状动脉造影，若 IRA 血流 TIMI 0～Ⅱ级，应尽快行挽救性 PCI。对溶栓治疗后无心肌缺血症状者则不易行 PCI。

(3)延迟 PCI：SWIFT 试验、TIMI ⅡB 试验比较了溶栓治疗后早期保守治疗和溶栓后 18～48 小时PTCA(延迟 PTCA)的疗效，结果死亡、再梗死和 EF 均无改善。在溶栓治疗后，若无自发或可诱发的心肌缺血，常规进行延迟 PCI 缺乏科学依据。

(4)易化 PCI：为避免挽救性 PTCA 的缺点，现已设计出使用减量溶栓剂和 GPⅡb/Ⅲa 抑制剂后再行 PCI 的“易化”PCI。2000 年公布的 SPEED(GUSTO 4 Pilot)试验显示了易化 PCI 的安全性。323 例 AMI 患者在接受 abciximab 和不同剂量瑞替普酶(reteplase)溶栓治疗后平均 63 分钟后行 PCI。结果发现，立即 PCI 的手术操作成功率为 88%，30 天不良心血管事件(死亡、再梗死、再次血运重建)为 5.6%；同时接受 abciximab 和小剂量 reteplase 治疗的患者立即行 PCI 能使 86%的患者在 90 分钟内恢复 TIMI Ⅲ级血流。该研究结果表明，使用 abciximab 和小剂量 reteplase 与 PCI 联合治疗 AMI 安全有效。

易化 PCI 的优点：①更优的价格-效应比。如果药物治疗已明显改善再灌注，可减少早期介入治疗之需。②如果早期再灌注成功，则到导管室更稳定。③改善远段血管的可视性，减少不必要的导管操作。④提高 TIMI 血流分级，改善微循环灌注。

(二)稳定性心绞痛和无 ST 段抬高心肌梗死的 PCI

TIMIⅡB、ISIS-2 和 GISSI-1 等大规模临床试验均证实，静脉溶栓治疗不能改善无 ST 段抬高或束支传导阻滞的 AMI 的预后，不稳定性心绞痛(UA)和无 ST 段抬高的心肌梗死(NSTEMI)不主张溶栓治疗。近年来，由于技术进步、器材革新和 GPⅡb/Ⅲa 抑制剂的应用，PCI 在 UA/NSTEMI 患者中的应用有增加的趋势。多数文献报道的 PCI 治疗 UA/NSTEMI 的成功率较高。TIMI ⅢB 试验中，PCI 治疗UA/NSTEMI的成功率 96%，围手术期心梗的发生率为2.7%，需急诊 CABG 的占1.4%，手术死亡率 0.5%。

根据 UA/NSTEMI 的治疗方向和血运重建治疗的应用情况，一般将 UA/NSTEMI的治疗策略分为两种：早期侵入性策略和早期保守性策略。早期侵入性策略指早期（多数主张4～48 小时）完成心导管检查并行血运重建（PCI 或 CABG）；早期保守性策略则首先进行药物治疗，同时根据无创检查结果判断有无心肌缺血，再根据检查结果和病情决定是否行血运重建治疗。

FRISC Ⅱ试验和 TACTICS 试验是支架与 GPⅡb/Ⅲa 抑制剂时代比较早期保守治疗和早期侵入性治疗的两大临床试验。试验结果表明，早期侵入性治疗和早期保守治疗相比，其不良心血管事件明显减低。基于这两大试验鼓舞人心的结果，对 UA/NSTEMI 患者采取早期侵入性治疗似乎更合理。

（三）稳定性心绞痛的介入治疗

ACME 试验是第一个比较稳定性心绞痛患者 PTCA 与药物治疗的随机试验。该试验选择了 212 例运动能诱发心肌缺血的 1 支病变稳定性心绞痛患者，随机接受药物治疗或 PTCA。与药物治疗组相比，PTCA 组 6 个月后心绞痛发作次数减少（36% *vs* 54%，$P<0.01$），运动时间、心肌血流灌注评分及心理状况的改善均优于药物治疗。两组死亡和心肌梗死发生率相近，但 PTCA 组随访期间 CABG 更多。

RITA-2 试验是第 2 个比较稳定性心绞痛患者 PTCA 与药物治疗的随机试验。该试验在英国和爱尔兰共入选了 1 018 例稳定性心绞痛患者，所有患者均有可用 PTCA 治疗的严重狭窄（60%为 1 支病变，80%伴有心绞痛），分别接受 PTCA（504 例）和药物治疗（514 例），平均随访2.7 年。结果表明，PTCA 组 6 个月的心绞痛发作减少 20%、运动时间延长 1 分钟，生活质量提高，但死亡与非致死性心肌梗死的发生率却高于药物治疗组，其中 PTCA 组的非致死性心肌梗死大部分与操作有关。RITA-2 的结果显示，PTCA 对症状和运动能力的改善是以增加死亡和非致死性心肌梗死作为代价的。

有限的几个比较药物治疗与 PCI 的试验多选择 1 支或 2 支病变的稳定心绞痛患者。初步结果表明，与药物治疗相比，PTCA 改善心绞痛症状和提高运动耐量更明显，但 PTCA 并不能降低心肌梗死与死亡的发生率。

参考文献

[1] 董鹏,宋方.实用心血管疾病诊疗学[M].长春:吉林科学技术出版社,2019.
[2] 曹勇.心血管疾病介入治疗[M].北京:科学技术文献出版社,2019.
[3] 于海波.新编心血管疾病及介入治疗[M].长春:吉林科学技术出版社,2019.
[4] 于沁,褚晨宇,黄玲.现代心血管病学[M].天津:天津科学技术出版社,2019.
[5] 郑曼.常见心血管病区域医疗策略[M].北京:科学技术文献出版社,2020.
[6] 隋红.实用心血管疾病诊疗[M].北京:科学技术文献出版社,2019.
[7] 李阳.心血管内科诊疗精要[M].南昌:江西科学技术出版社,2020.
[8] 毕新同.临床心血管常见疾病[M].天津:天津科学技术出版社,2020.
[9] 刘霞.快速读懂心电图[M].上海:上海科学技术出版社,2019.
[10] 李凡民,牛文堂.现代临床心电图学[M].长春:吉林科学技术出版社,2019.
[11] 姜炜炜.临床心电图解析与诊断[M].北京:科学技术文献出版社,2019.
[12] 潘大明.心电图学教程[M].杭州:浙江大学出版社,2019.
[13] 翟向红.临床心电图诊断与应用[M].长春:吉林科学技术出版社,2019.
[14] 罗群.心血管疾病临床诊治[M].上海:上海交通大学出版社,2019.
[15] 陈鹏.心血管疾病基本知识与技术[M].天津:天津科学技术出版社,2020.
[16] 蔡绪虎.现代心血管疾病预防与治疗[M].北京:科学技术文献出版社,2020.
[17] 李培武,王丽平.急诊常见心电图识别与诊治原则[M].北京:科学出版社,2019.
[18] 胡伟国,魏盟.起搏心电图解读与案例分析[M].上海:上海科学技术出版社,2019.
[19] 叶林.实用心血管疾病诊疗技术[M].北京:科学技术文献出版社,2020.
[20] 宿燕岗,葛均波.起搏心电图解析[M].上海:上海科学技术出版社,2019.

[21] 何方田.起搏心电图学[M].杭州:浙江大学出版社,2019.
[22] 吕新.临床心电图鉴别诊断与应用[M].长春:吉林科学技术出版社,2019.
[23] 何建桂,柳俊.心血管疾病预防与康复[M].广州:中山大学出版社,2020.
[24] 王非多.临床心血管疾病诊疗指南[M].昆明:云南科技出版社,2019.
[25] 张丽萍.临床心血管疾病诊断与治疗[M].长春:吉林科学技术出版社,2019.
[26] 张健.心血管疾病的诊断与治疗[M].北京:北京工业大学出版社,2020.
[27] 那荣妹,司晓云.心血管疾病诊疗精要[M].贵阳:贵州科学技术出版社,2020.
[28] 李巧春.心血管疾病诊疗研究[M].乌鲁木齐:新疆人民卫生出版社,2020.
[29] 刘燕.新编心血管内科诊治学[M].开封:河南大学出版社,2019.
[30] 金强.心血管疾病简明诊疗学[M].长春:吉林科学技术出版社,2019.
[31] 马术魁.心血管疾病临床诊疗[M].长春:吉林科学技术出版社,2020.
[32] 赵红,周艺,丁永兴.新编心血管疾病诊疗与介入[M].长春:吉林科学技术出版社,2020.
[33] 刘春霞,郑萍,陈艳芳.心血管系统疾病[M].北京:人民卫生出版社,2020.
[34] 裴建明.心血管生理学基础与临床[M].北京:高等教育出版社,2020.
[35] 左海霞.心血管疾病理论与实践[M].上海:上海交通大学出版社,2019.
[36] 任安民,曲新凯.GATA5与心血管疾病[J].国际心血管病杂志,2020,47(5):272-275.
[37] 徐辉.脂蛋白(a)与心血管病[J].中国老年学杂志,2020,40(17):3799-3802.
[38] 国方.常规心电图与动态心电图对心肌缺血及心律失常检出率对比分析[J].中国现代医药杂志,2019,21(11):90-92.
[39] 侯娜.动态心电图诊断冠心病患者心肌缺血与心律失常的价值[J].实用临床医药杂志,2022,26(10):11-14.
[40] 李玲.动态心电图与常规心电图诊断冠心病患者心律失常的比较[J].心电图杂志(电子版),2020,9(1):9-10.